● 住院医师规范化培训参考书

KOUQIANG QUANKE ZHUYUAN YISHI GUIFANHUA PEIXUN
SHICAO ZHINAN

# 口腔全科住院医师规范化培训
# 实操指南

主　编 ◎ 樊立洁

ZHEJIANG UNIVERSITY PRESS
浙江大学出版社

**图书在版编目(CIP)数据**

口腔全科住院医师规范化培训实操指南 / 樊立洁主编.
— 杭州：浙江大学出版社，2020.12(2022.1重印)

ISBN 978-7-308-20996-0

Ⅰ. ①口⋯ Ⅱ. ①樊⋯ Ⅲ. ①口腔疾病－诊疗－指南
－中国 Ⅳ. ①R78－62

中国版本图书馆 CIP 数据核字(2020)第 252786 号

**口腔全科住院医师规范化培训实操指南**

樊立洁　主编

| | | |
|---|---|---|
| **责任编辑** | 张凌静 | |
| **责任校对** | 殷晓彤 | |
| **封面设计** | 周　灵 | |
| **出版发行** | 浙江大学出版社 | |
| | （杭州市天目山路 148 号　邮政编码 310007） | |
| | （网址：http://www.zjupress.com） | |
| **排　　版** | 杭州朝曦图文设计有限公司 | |
| **印　　刷** | 广东虎彩云印刷有限公司绍兴分公司 | |
| **开　　本** | 710mm×1000mm　1/16 | |
| **印　　张** | 11 | |
| **字　　数** | 216 千 | |
| **版 印 次** | 2020 年 12 月第 1 版　2022 年 1 月第 2 次印刷 | |
| **书　　号** | ISBN 978-7-308-20996-0 | |
| **定　　价** | 49.00 元 | |

# 编　委　会

# 前 言
## Preface

　　住院医师规范化培训是医学生毕业后教育的重要组成部分,对于培训临床高层次医师、提高医疗质量极为重要,在医学终生教育中占据着承前启后的重要地位,是医学临床专家形成过程的关键所在。美国毕业后医学教育认证委员会(Accreditation Council for Graduate Medical Education,ACGME)提出了临床六大核心胜任力。在我国,《国务院办公厅关于加快医学教育创新发展的指导意见》(国办发〔2020〕34号)中提出了健全住院医师规范化培训制度要求,夯实住院医师医学理论基础,强化临床思维、临床实践能力培养,将医德医风相关课程作为必修课程,提高外语文献阅读与应用能力。总之,住院医师规范化培训以培养临床医师岗位胜任力为出发点,结合六大核心能力,从临床诊疗、沟通能力、团队合作、教学科研、领导能力和专业精神等方面全方位开展培训工作,培养契合国家卫生健康事业发展前景、符合社会需求的临床医学优质人才。

　　口腔医学是一个实践性非常强的一级学科,具有鲜明的专业特色。在住院医师规范化培训过程中,专业基地应结合自身实际,以能力为导向,以临床为依托,以创新为动力,以培养具有良好的职业道德,扎实的医学理论、专业知识和临床技能,能独立承担口腔医学学科常见疾病诊治工作的临床医师为目标,深入探索,总结出具有口腔医学学科专业特色的培训、考核模式。

　　本书以浙江大学医学院附属口腔医院和附属第二医院口腔医疗中心的口腔全科专业基地培训工作为例,总结教育培训、考核评估、质量保障的经验及做法,旨在加快口腔专业基地内涵建设及人才培养进程,提高口腔住院医师规范化培训工作的实效性,建立口腔住院医师规范化培训和全真考核一套体系,为全省乃至全国口腔住院医师规范化培训提供一定的参考。虽然浙大口腔住培工作历经了 6 年多的摸索和总结,但是本书还存在一些不足,尚处于不断完善之中,也请同行们批评指正,多提宝贵的意见和建议。

樊立洁

2021 年 8 月于杭州

# 目 录 CONTENTS

# 第一章　口腔全科培养模式

## 第一节　TSDF 临床带教模式

### 一、概述

床旁教学(bed-side teaching)是传统临床医学教学的基本模式,这种模式的大体情形就是:多位年轻医生(包括住院医生、实习医生和见习的医学生)围绕在病床前,在老师的带领下仔细询问病人病史,认真检查体征、用听诊器听呼吸音和心音,引导出重要的生理、病理反射,最后根据采集的病史、物理体征和实验室检查结果,在老师的引导下分析推断出可能的疾病诊断,进一步制定出治疗方案和治疗措施。

然而,传统教学模式的侧重点在于培养学生分析诊断、制定治疗方案和治疗措施的能力,而口腔临床医学涉及的很多疾病是比较直观的,涉及的诊断、鉴别诊断和治疗方案不难,关键还是提升学员的操作技能。传统的教学模式存在互动不足或者偏重指令、教学内容笼统而无针对性的弊端,缺乏对学员的评估和反馈,不适用于口腔医学的临床教学。进入培训基地的住院医师已通过本科教育,基本掌握了口腔医学的基础理论知识,在住院医师规范化培训过程中,带教老师不只是教授口腔疾病相关理论知识,更应注重在引导学员学会沟通、做出正确诊断、制定出治疗方案的基础上指导其独立完成相关技能操作。由此提出了TSDF 临床带教模式,并将其应用于口腔医学住培教学。

"T"即 tell,指讲解口腔疾病相关理论知识,根据采集的病史、物理体征和辅助检查结果,学员在带教老师引导下分析推断出可能的疾病诊断,进一步制定出治疗方案和治疗措施。

"S"即 show,指带教老师进行临床接诊、操作规范化示范,学员通过观摩学习基本技能。在接诊过程中,带教老师逐步讲解接诊的要点、操作注意事项及操作技巧,同时,学员如存在疑问可及时提出并得到解答。医患沟通、人文关怀不是教出来的,而是渗透在带教老师的整个执业过程中的。因此,带教老师在带教过程和日常的工作中要以高尚的医德来要求自己,起到很好的示范作用。

"D"即 do,指学员独立接诊,由带教老师评估其接诊和临床基本的诊疗能力,达到基本要求后在带教老师全程监督指导下进行临床实践;在学员被置信后,教师只是适时监督和指导,保证医疗治疗。学员基于以往的基础理论,在实践中学习。

"F"即 feedback,指带教老师通过观察学员的接诊过程及其实践结果,评估学员的临床实践能力并予以评价,检验学员是否掌握相关技能,指出其存在的问题,同时学员通过反思自身存在的不足并向带教老师求解。通过双重反馈,带教老师能够更全面地了解学员的临床实践能力及其存在的问题,及时指正,切实提高学员能力,同时有利于带教老师在今后的教学工作中能更有针对性地传授知识点。

## 二、具体 TSDF 教学案例(以牙周为例)

### 牙周科临床带教案例

**专业基地:**浙江大学医学院附属口腔医院

**指导医师姓名:**蔡×× **专业技术职称:**副主任医师

**培训对象:**二年级住院医师(二进科)

**疾病名称:**牙周炎

**患者:**高×× **性别:**男 **年龄:**27 岁

**时间:**2020 年 12 月

**教学准备**

1. 计划:确定学员层级是住培二年级的医师(二进科);教学预设目标为"牙周炎"。

2. 准备:结合教学目标,挑选适合的临床场景(牙周科门诊初诊患者)来开展椅旁带教。

3. 介绍(tell):向住院医师说明本次教学目的、要求以及安排。要求住院医师能够提前做好准备,复习教科书上与牙周炎相关的章节;介绍医患沟通、病史采集、牙周专科检查、诊断思维和口腔门诊病历的书写等技巧。

**临床带教操作**

1. 指导询问病史(do):首先由住院医师向患者做自我介绍,然后带教老师观察住院医师与患者的互动,并听取他的病史汇报。举例如下。

住院医师:您好! 我是××医生。请问您哪里不舒服?

患者:医生,我牙齿松动2年了。

住院医师:平时身体好不好?

患者:我平时没有什么毛病,刚做过体检。

......

住院医师采集完病史后,需要向带教老师进行病史汇报。带教老师根据汇报情况查漏补缺,与患者核实并补充病史,如果发现汇报中关键病史模糊/缺失,可以进行重新示范问诊(show)。住院医师在问诊时往往容易遗漏现病史中疾病的治疗经过,缺少正确引导患者描述病史的能力,容易遗漏个人史(吸烟饮酒史)及家族史(直系亲属的牙周病史)的问诊。带教老师应该予以引导,指出其存在的不足(feedback)。

2.及时纠正住院医师的不正确手法并指导其进行规范检查(do,feedback),必要时示范口腔检查以及牙周专科检查的正确方法(tell,show)。对于牙周炎患者,除了进行口外和口内检查外,还需要记录患者口腔卫生状况、牙石指数、软垢指数、牙龈色形质、探诊出血、探诊深度、临床附着水平、松动度以及根分叉病变等。对于二年级的住院医师,带教老师主要进行纠正与示范。

3.指导住院医师正确判读辅助检查结果,分析各种辅助检查报告单,并提出个人见解(tell,do和feedback)。

牙周炎患者按常规应拍摄全景片以及平行投照根尖片。住院医师在带教老师的指导下进行读片,分析骨吸收的严重程度、范围以及形态(垂直型/水平型)。

4.指导住院医师做出正确的诊断/鉴别诊断,并提出诊断证据。在这一环节中带教老师可以采用一分钟教学模式、SNAPPS模式(summarize,narrow,analyze,probe,plan and select、以学生为中心的教学方法等教学方法,运用试探式的方法提问,比如"你是如何考虑的?""为什么这么认为?"发现住院医师在诊断和(或)决策上有问题时应给予针对性的讲解(tell,feedback)。

5.指导住院医师做出正确的治疗计划(tell,feedback):教学方法同上。对于牙周炎治疗计划的制订要强调四个阶段的序列治疗,重点培养住院医师的全局观,不能断章取义只看局部。

6.指出住院医师病历书写中存在的问题,指导规范书写病历及总结病历特点(tell,feedback)。门诊病历书写涉及以上阐述的各个环节,只有把每一部分做到位才能写出一份标准的病历。

7.师生双方共同进行总结、反馈,促进学员的反思,提出改进计划,引导其自主学习(feedback)。反馈环节不宜在患者面前进行,以免住院医师失去患者的信任。在反馈的过程中首先要肯定优点,再指出不足,并提出合理建议。

总结:TSDF教学方法贯穿于临床带教的各个环节中,相互交融,相互促进。

若能灵活应用 TSDF 教学法可以有效提高临床带教效果。

TSDF 临床教学模式在口腔住培教学中具有一定的优势,更适用于具有一定理论基础的住院医师。住院医师通过临床实践,深入参与患者诊治,其实践过程及结果可充分展现该医师以往的知识沉淀及认知的薄弱环节,可反向引导教学过程,使教学具有针对性,同时带教老师对学员予以评价,使其了解自身对口腔相关疾病的认知边界以及自我学习的扩展方向,促进其主动学习。

## 三、以病例为导向的培训模式

《住院医师规范化培训内容与标准(试行)——口腔全科培训细则》(以下简称《细则》)要求:"实践技能通过临床科室轮转进行培养。在有明确专业划分的培训基地,应分科轮转,各科累计轮转时间安排见表;在没有明确专业划分的培训基地,应参照轮转专业的培训内容,完成相应专业的病种及病例数。"目前,国家首批 450 家住院医师规范化培训基地中仅有 14 家为专科医院。浙江省目前53 家口腔全科住院医师规范化培训专业基地中仅有 3 家为口腔专科医院。综合性医院中的口腔科可视为一个综合全科,一般不细分亚专科。与口腔专科医院住培基地相比,在综合性医院口腔科轮转培训的住院医师以通科轮转为主,很难做到亚专业科室之间的二进科式轮转。因此,可以结合"互联网+"优势,充分利用信息化管理平台,研发以病例为导向的口腔住院医师过程化培训及管理系统。

以浙江大学医学院附属口腔医院住培管理系统为例。

2019 年,浙江大学医学院附属口腔医院与软件信息公司合作研发了住培管理系统,包括轮转培训、教学资源、教学管理、人员管理、基础设置五大模块,通过信息化技术辅助开展过程培养的考评与监督,并首次尝试以病例为导向的培训模式。

1)亚专业轮转科室根据《细则》要求,结合科室日常情况在"考核目标"模块制定科学、合理的考核目标,包括多进科的不同考核目标,并向住院医师公示。

2)住院医师可通过手机小程序查看自身在各轮转科室需要完成的病例、病种数、技能操作数、学习任务及出科考核情况。

3)信息科协助将医院住培管理系统与医院信息系统(hospital information system,HIS)对接,包括门诊电子病历系统、住院电子病历系统、门诊收费系统等。

4)住院医师在临床轮转接诊时,在带教老师账号下输入自己的工号登录门诊电子病历系统,系统后台将自动根据住院医师输入的鉴别诊断、门诊收费项目等自动统计成病例、病种数及技能操作数,并同步显示在住培管理系统中(见图 1-1)。

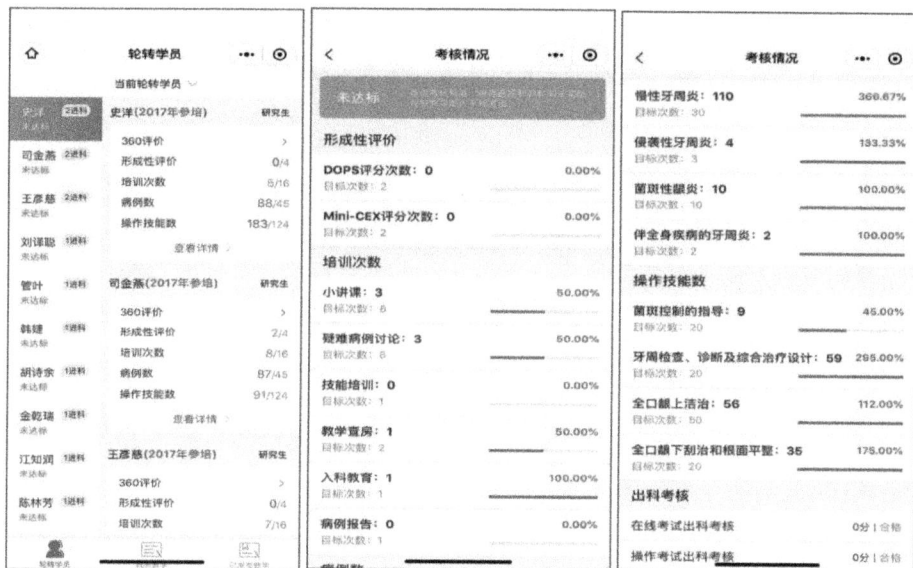

（a）第一步：考核目标设定　（b）第二步：住院医师根据目标　（c）第三步：可根据情况进行
　　　　及发布　　　　　　　　　　　进行轮转　　　　　　　　　　针对性轮转

**图 1-1　口腔住培管理系统:过程管理图示**

5)基地职能管理部门、轮转科室教学主任、教学秘书、带教老师可通过住培系统进行过程化管理,查看住院医师培训指标完成情况,对尚未完成的病例、病种及技能操作,可在剩余的培训时间中予以针对性的训练。

6)住院医师如果提前完成轮转科室设定的培训指标任务,并通过出科考核及评价,可提前申请出科,进入下一个轮转科室。在完成所有亚专业学科轮转的前提下,住院医师可以根据自身需求申请进行个性化的轮转培训,即在剩余的轮转时间里选择和自己研究方向相符的科室或导师所在的科室进行深入培训。

设置以病例为导向的口腔全科培养模式,可以弱化综合医院口腔科分科不细的弊端,着重强化学生的临床综合能力。同时以病例、病种和技能操作的质量为优先,有针对性地开展临床带教,在同质化教育的基础上真正落实分层分级原则。以常见病、多发病为入口,逐步过渡到疑难病例的教学、科学性地因材施教,可以更好地提高各层级住院医师的积极性,遵循教育教学规律,从而达到提高培训质量的要求,培养出具有较高岗位胜任力的优秀口腔临床医师。

# 第二节　全局思维临床培养模式

　　综合性医院口腔科无明显专科划分。口腔住院医师规范化培训中,住院医师根据轮转专科及培训内容的要求分科轮转。本节将从综合性医院口腔医学中心如何调控综合性医院的资源,发挥整合资源及通科轮转的优势进行口腔全科专业的住院医师的培养,提高口腔全科住院医师的临床胜任力,输出具有全局诊疗意识的口腔全科医师。本节内容以浙江大学医学院附属第二医院(以下简称浙大二院)口腔全科专业基地培训模式为例展示综合性医院的口腔全科医师轮转培养模式。

　　浙大二院口腔全科住院医师规范化培训章程要求住院医师在住培阶段内掌握口腔科基本理论知识及临床操作技能,掌握正确的临床工作方法,包括准确采集病史、规范体格检查、正确且规范书写病历;掌握口腔科常见病、多发病的诊断及治疗规范,具备解读相关实验室检验检查和辅助检查报告的基本能力,最终具备口腔临床常见疾病的基本诊治和处理决策能力;同时,对住院医师的职业道德、管理沟通、团队合作及教学科研能力进行培养,以期在培训结束时,住院医师具有独立从事口腔科临床工作的综合能力。

## 一、通科培训设计

　　浙大二院建院 150 余年,有强大的文化底蕴及临床积累。培训基地通过统一协调,从院级层面开设三基培训、《华盛顿内科治疗学手册》(The Washington Manual of Medical Therapeutics)培训、晨间学术活动等通科培养项目,内容涵盖医学人文素养、医疗安全及行为规范、临床医学三基培训、医患沟通及患者照护、科研能力锻炼。通科培训融入临床内外科三基学习,增大口腔全科医师的临床医学知识储备,有益于建立口腔全科医师联系临床医学的全局思维。同时,准确高效地进行基本技能培训,如心肺复苏、吸氧、电除颤等,掌握医师必备基本技能,达到住院医师规范化培训要求的胜任力培训标准(见表1-1)。

表 1-1　通科培训内容及安排

| 培训项目 | 学习内容 | 学习频率 |
|---|---|---|
| 《华盛顿内科治疗学手册》 | 内科学临床治疗和护理 | 每周 1 次 |
| 院级三基培训 | 临床医学基本理论、基本知识、基本技能 | 每周 1 次 |
| 多学科联合病例讨论 | 临床疑难病例讨论 | 1～2 周 1 次 |
| Grand Round 晨间学术活动 | 各学科疾病的临床诊疗思维及进展 | 1～2 周 1 次 |
| 基本技能及电除颤 | CPR/人工呼吸/吸氧/电除颤 | 1 年 1～2 次 |

注:CPR 指心肺复苏术,全称为 cardiac resuscitation。

通科培训以培训年限及轮转安排为参考,设置定期考核以检验学习成效,同时注重阶段性培训的过程管理,注意做好教学反馈。

## 二、分科培养实施

住培轮转科室主要为口腔科各亚专科及关联专科,以亚专科划分教学科室及教学小组。

亚专科教学小组组长由该专科具有高级职称的医师或学科带头人担任,主要进行师资及教学培训管理和考评工作。每个亚专科教学小组的人员构成包括具有高级、中级职称的医师、住院医师。教学小组承担临床椅旁/床旁带教、教学讲课、实践考核等任务。带教老师均有归属教学小组,应按要求完成教学任务并定期进行教学反馈。住培临床轮转带教以组为单位,由直属带教老师负责,采用多级联合带教的形式进行培训。临床轮转组内以带教老师为组长,高年资口腔全科住院医师在接受带教老师指导的同时参与见习生、实习生以及低年资住院医师的教学与指导工作。口腔全科住院医师在轮转期间进行临床、教学及科研三方面的培训,通过直接参与管理门诊及住院病人,参加门诊、急诊诊疗工作和各种教学活动,以及规范书写医疗文书等临床操作,完成培养细则规定病种和技能操作的要求。考虑到综合性医院专科划分较不明确,各科室规定病种和操作技能有重叠的情况,口腔全科住院医师在轮转期间采用亚专科划科培训、病种及操作全程打通的培训形式,出科时对病种及操作录入数量适当放宽,但仍保留出科过程考核。

(1)亚专科及轮转科室安排(见表 1-2)。

充分发挥综合性医院的临床科室及辅助科室的教学优势,为住院医师提供关联专科的轮转机会。

表 1-2　浙大二院亚专科及轮转科室安排

| 浙大二院科室 | 规定轮转专科 | 轮转时间(月) |
|---|---|---|
| 口腔颌面外科 | 口腔颌面外科 | 8 |
| | 口腔急诊 | |
| 口腔内科 | 牙体牙髓科 | 13 |
| | 牙周科 | |
| | 口腔黏膜科 | |
| | 口腔颌面影像科 | |
| 口腔矫形科 | 口腔修复科 | 8 |
| | 口腔正畸科 | |
| 综合牙科 | 儿童口腔科 | 4 |
| | 口腔预防科 | |

(2)自选科室(关联专科)轮转选择(见表 1-3)。

表 1-3　浙大二院自选科室(关联专科)轮转选择

| 浙大二院科室 | 自选轮转专科 | 轮转时间(月) |
|---|---|---|
| 麻醉科 | 麻醉科 | 1 |
| 病理科 | 口腔病理科 | 1 |
| 放射科 | 口腔放射影像科 | 1 |
| 皮肤科 | 皮肤科 | 1 |
| 耳鼻咽喉科 | 耳鼻咽喉科 | 1 |
| 中医科 | 中医科 | 1 |

## 三、分层培养实施

综合性医院口腔科划分教学小组进行轮转培训。因单一科室较难做到《住院医师规范化培训内容与标准——口腔全科培训细则》要求的出入科,根据综合性医院的实际情况,建议以教学小组为单位,采用分层培养模式进行管理。第一阶段以培训住院医师的基础知识和基本技能为主,临床实践进行病史收集、体格检查;第二阶段培训的住院医师,在夯实基础知识和基本技能的前提下,进一步加强对临床思维、临床实践技能的训练;第三阶段培训的住院医师,注重其对临床知识和技能的综合应用,并结合学科的发展进行适当的拓展,培养其独立诊疗的能力。

浙大二院口腔全科分层轮转设计示例如下。

**1. 第一阶段轮转**

本阶段是口腔全科住院医师规范化培训的初级阶段,主要进行口腔科医师的基础培训,学习管理患者、熟悉门诊、急诊及病房工作。掌握口腔科的基本理论知识及基础操作技能,培养正确的接诊问诊、病史采集、体格检查、医患沟通、病历书写等口腔科临床基本功,在临床实践中初步形成团队合作的意识和能力。

培训以上级医师或带教老师示范指导为主,在带教老师面授指导下学习Ⅰ类临床技能操作。学习内容如下。

1)培养医学问诊和体格检查、专科检查的能力。通过问诊获得正确、全面的现病史和相关病史。学习如何全面、正确地完成体格检查。学习口腔专科检查方法。

2)掌握常见口腔科疾病的检查方法、诊断及治疗方法设计。通过门诊及病房接诊等方式学习掌握口腔专科检查技能,学习口腔科常见病的诊断及鉴别诊断,学习相应的治疗设计。

3)掌握门诊病历书写及住院医疗文书书写的技能。

4)掌握基本操作技能及口腔科Ⅰ类临床操作技能。

**2. 第二阶段轮转**

本阶段为口腔全科住院医师规范化培训的第二阶段,要求住院医师掌握常见口腔科疾病的诊疗,巩固提升问诊、专科查体、病历书写等方面的能力,进一步提高医患沟通、团队协作能力。学习并形成有效的团队合作思维,参与医学见习生、实习生带教,学习临床研究的思路和方法。

培训主要由上级医师或带教老师从旁指导学习Ⅱ类临床技能操作,并提高Ⅰ类临床技能操作的掌握度。学习内容如下。

1)在熟练掌握的基础上不断提高问诊技巧、体格检查及口腔专科检查能力。学习通过有效的途径从患者处获取正确的临床信息,并针对患者的主诉进行正确的口腔专科检查。

2)熟练掌握口腔科常见病临床诊疗,包括其发病机制、临床表现、诊断及鉴别诊断、处理原则等,并达到相应例数要求。

3)学习口腔科常见急症、危重疾病的诊断和处理原则。

4)掌握放射科、超声科、检验科等辅助科室技术及相应检查结果的解读,如实验室检查、B超、X线、CT(电子计算机断层扫描)及MR(磁共振检查)等。

5)熟练掌握基本技能,要求在熟练掌握口腔科Ⅰ类临床操作技能的基础上,掌握Ⅱ类临床操作技能。

6)学习以主导身份参与患者沟通,包括病史采集、病情告知、治疗方案选择商讨等。

7)积极参与科室相关临床实践及教学互动,包括多学科讨论、教学查房等。

8)参与科室内见习、实习同学的临床带教。

3.第三阶段轮转

本阶段为口腔全科住院医师规范化培训的终期阶段,要求住院医师熟练掌握常见口腔科疾病的诊疗设计及口腔科相关其他疾病的诊断方法,巩固提升问诊、查体、病历书写等方面的能力,进一步提高医患沟通、团队协作能力。了解国内外口腔相关疾病的诊疗进展,培养独立行医的能力,进一步提高团队合作、教学能力及临床科研能力。参与医学见习生、实习生带教,帮助指导低阶段住院医师的临床工作,学习临床研究的思路和方法。

第三阶段培训以临床实践能力为主,在临床实践中巩固理论知识。在取得执业医师资格证书的基础上,基本实现在保持与上级医师有效沟通、监管的前提下独立处理大部分患者的临床基本问题。学习内容如下。

1)熟练掌握医学问诊和体格检查诊断的专业能力,通过优化的途径获取疾病信息。针对患者的主诉,进行全面且有重点的专科检查及体格检查,并能有效利用病史和体格检查,以尽量减少进一步的诊断性检查。

2)在前阶段培训的基础上,熟练掌握口腔科相关基础及临床知识,包括口腔科及相关专科疾病的解剖、生理、病理、药理等内容,并能在实际病例中灵活应用。

3)在掌握本专业要求病种的基础上,熟悉要求病种的发病机制、临床表现、诊断及鉴别诊断、处理原则。

4)在掌握Ⅰ类和Ⅱ类操作技能的基础上,基本掌握Ⅲ类操作技能,并完成例数要求。

5)提高独立进行患者评估并制定诊疗方案的能力,作为团队的主要负责人之一参与患者的综合管理。

6)作为核心人员参与团队相关的多学科病例讨论、教学查房等临床活动。

7)参与医疗组内低年级轮转医生或外专业轮转住院医师及医学生的临床带教工作,参与住院医师学术活动,分享临床研究设计或论文撰写技巧等。

## 四、培训实施过程管理及考核评估特点

### 1.入科培训、轮转考勤及出科要求

综合性医院的口腔全科规范化培训学员在进行亚专科轮转时可能出现出入科为同一科室的情况,建议在轮转时长超过半年的科室进行亚专科的出入科操作,每月首周进行学员入科登记及临床前培训,入科教育及培训内容包括科室介绍、师资、纪律及考勤制度、医疗质量控制及医患沟通、院感及消防防控、科室临床培训内容及要求、住培教学活动安排、临床工作流程、门(急)诊病历书写及大病历书写要求、住培考核及出科要求。

### 2.考勤管理

对住院医师在培训期间的考勤每月汇总上报,由教学部不定期抽查在岗情况。缺勤超过 3 日(包含 3 日)的,该月住培无效,在轮科室的住培轮转时间需延长 1 个月;因外出学习、年假、产假、哺乳假等情况缺勤超过 3 个月的,需按要求补轮转。

### 3.出科考核

每月最后 1 周进行学员出科考核,考核内容包括:理论知识考试,临床思维、病史收集、体格检查、门诊病历书写等专科操作技能考核及出科汇报。评分表根据《住院医师规范化培训结业考核要求》各项目评分表设计。

1)理论知识考试:采取集中笔试及闭卷考核形式,考题以单选题为主,考察学员对在轮专科的理论知识的掌握情况。

2)病史收集、体格检查、门诊病历书写、专科操作技能考核:指定出科考官,随机抽取在轮科室相关专科操作项目,以临床病人为操作对象进行考核。

3)临床思维考核:在试题库内随机抽选在轮专科的病例 1 题,面试考察。

4)出科汇报:汇报病例要求为学员在在轮转期间,在带教老师指导下进行的较为完整的临床病例,汇报内容包括基本信息,病史、查体、诊断、鉴别诊断、治疗设计及实施结果,以及在病例治疗期间的疑问与探讨内容。

出科成绩组成:理论考核成绩占比 25%,病历书写成绩占比 25%,临床思维成绩占比 25%,专科问诊查体及技能操作占比 25%。

### 4.教学活动实施

(1)小讲课

住院医师小讲课根据《住院医师规范化培训内容与标准》的培训细则指定选题。要求选题结合临床实际,根据细则内要求掌握的病种及治疗操作适当展开,

在授课过程中针对各阶段的培训学员设置难易程度不同的问题,建议由具有副高职称及以上的临床教师从旁指导,由主治医师负责组织进行。

建议以多种形式开展小讲课活动。除传统讲师授课外,还可考虑以学员为主导的翻转课堂、以临床问题为中心的专题系列课程等,要求第二阶段及第三阶段培训学员参与小讲课教学,提高学员的课堂参与度。

(2)病例讨论

住院医师病例讨论主要关注具有教学意义的病例,针对某一或某些典型问题组织住院医师参与教学讨论,涵盖临床诊疗中出现的普遍性问题、诊疗过程对住院医师的临床思维训练具有启发意义的病例,较少见但具有反思教育意义的典型病例、讨论的病例所涉及的病种要在培训细则要求范围内,具体选题可根据临床实际情况而定。讨论建议由具有副高职称及以上的临床教师负责组织进行。

在病例讨论过程中,不同培训阶段住院医师的参与度及要求不同。在第一阶段,培训学员参与病史采集、体格检查及临床资料的汇总收集,熟悉疾病本身及本次病例涉及的相关知识;教师在组织讨论过程中针对性地穿插对疾病的相关理论知识的讲解,帮助学员形成良好的临床思维。第二阶段培训学员进行病史汇报,初步提出个人对疾病的认识及见解;教师在组织讨论过程中注意提高二年级学员鉴别诊断和系统思维的能力,培养其多学科交叉思维能力。第三阶段由培训学员主持病史汇报,能有系统、有理有据地提出自己的观点,并引导较低培训阶段的学员主动思考提问及参与病例探讨环节。教师在组织讨论过程中起提纲挈领的作用,作为“引渡人”,更多地启发学员,由此及彼,见微知著,提高学员发现问题和解决问题的能力,逐步总结、积累临床工作实践经验。同时,需注意融入医学人文和伦理内容,提高学员的综合素养。

(3)教学查房

住院医师教学查房是指在临床教师的组织下,以住院医师为主,采取师生互动形式,以真实的临床病例为教学内容,以临床诊治能力和临床思维能力培养为目标的教学活动,建议由具有副高职称及以上的临床教师负责组织进行。

教学查房应紧密围绕大纲要求,按照统一模式,选择各亚专科常见病种。实施过程如下。

1)查房准备阶段:教师宣明教查主题。

2)临床信息采集阶段

①住院医师汇报主要病史、体格检查、辅助检查结果(也可床边汇报);

②任课教师核对病史、引领住院医师对遗漏部分进行补充;

③住院医师结合病情进行重点体格检查并汇报结果;

④任课教师对住院医师查体中的问题进行纠正,并进行规范性示教。

3)病例讨论阶段

①住院医师汇报病例特点,任课教师对其进行点评,提出存在的问题,并引导住院医师修正;

②住院医师分步骤提出诊断和鉴别诊断、进一步检查、治疗方法,任课教师对其进行点评,提出存在的问题,并引导住院医师进行修正;

③任课教师引领所有参与教学查房的住院医师围绕病例所提出的问题进行讨论;

④任课教师评价住院医师病历书写情况,纠正病历书写错误。

教学查房过程中,不同培训阶段的住院医师的参与度及要求不同。任课教师应控制好病例讨论的进度,引导住院医师参与讨论。第一阶段培训学员要求参与病史采集及体格检查、临床资料汇总收集,掌握疾病的相关理论知识。第二阶段培训学员独立进行病史汇报,教师着重提高学员鉴别诊断和系统思维的能力。第三阶段要求培训学员能对教学病例进行完善的信息收集及整理,抓住病例特点形成诊断和治疗思路。教师重点培养学员的疾病诊疗设计思维。

教师在教查过程中有针对性地启发不同阶段培训的住院医师进行自主思考和提问,提高住院医师发现问题和解决问题的能力,同时注意融入医学人文和伦理内容,提高学员的综合素养。

（4）专科操作技能

对住院医师专科操作技能的培训要求遵循理论知识学习、离体牙/模拟操作练习、带教指导下临床操作的顺序进行,涵盖《住院医师规范化培训结业考核要求》及《住院医师规范化培训内容与标准》培训细则中要求掌握的临床操作项目。

5.阶段性考核设计及安排

阶段性考核(年度考核)分年级进行,为各年级考核项目根据当年培训专科及已轮科室情况安排阶段考核内容。一年级住院医师无临床实践基础,对其进行基础理论知识考核及基本技能考核。二年级住院医师进行基础理论知识考核、基本技能考核、临床思维考核、临床结果判读考核以及临床问诊、查体、病历书写及已轮专科的操作技能抽考。三年级住院医师,针对结业考试要求,进行结业考前模拟考核,考核内容包括所有结业考试项目。

(1)三个年级住院医师考核项目表(见表1-4)

表1-4 三个年级住院医师考核项目表

| 考核项目 | 一年级 | 二年级 | 三年级 |
|---|---|---|---|
| 理论考 | √ | √ | √ |
| 临床思维 | | | √ |
| 临床结果判读 | | √ | √ |
| 病史采集 | | √ | √ |
| 体格检查 | | √ | √ |
| 专科技能操作 | | | √ |
| 门诊病历书写 | | √ | √ |
| 基本技能 | √ | √ | √ |

(2)考站及考官安排表(见表1-5)

表1-5 考站及考官安排表

| 考核项目 | 考试时限 | 考试形式 | 考官需求 |
|---|---|---|---|
| 理论考 | 120分钟 | 集中机考 | 1 |
| 临床思维 | 20分钟 | 面试 | 2 |
| 临床结果判读 | 30分钟 | 集中机考 | 1 |
| 病史采集 | 60分钟 | 临床操作 | 4 |
| 体格检查 | | | 4 |
| 专科技能操作 | | | 4 |
| 门诊病历书写 | | | 4 |
| 基本技能 | 15分钟 | 模型操作 | 1 |

6.过程评价及教学质量控制

住院医师规范化培训采用360°评价体系,住院医师在培训期间接受来自带教医师、责任护士、患者三方的评价,评价内容包含住院医师的专业知识技能掌握情况、团队协作及沟通能力水平、职业素养、自主学习能力等多方面表现。评价节点为住院医师更换带教老师或亚专科时、出科及阶段考核时。

(1)临床带教双向评价

带教老师根据量化指标对住院医师的临床培训情况评分,此分数作为住院医师住培形成性评价的部分指标。如果得分低于80分,则认定该住院医师在此期间未达到培养要求,将影响该住院医师的出科,并依据带教老师的评估意见予以重修或调整培养计划。同时,住院医师也对带教老师的临床教学情况进行评分,避免因主观因素等影响导致的评价偏倚。

(2)教学活动双向评价

讲课老师根据量化指标对住院医师在小讲课、病例讨论及教学查房等教学活动中的参与情况及表现进行评价,住院医师通过对选题、教学内容、课堂讲解表现、课堂气氛和受启迪程度等方面反馈教学活动的实施情况。同时,住院医师的课堂表现也作为临床带教考评的参考,要求住院医师在专科轮转期间应参加不低于85%的教学活动,并100%参加针对性教学活动,如病历书写培训、基础生命支持培训、专科操作理论及实践培训等。

# 第三节　两段式分层递进培训

口腔科住培要求四大科以二进科形式进行分级分层培养,对不同年级、不同学历的住院医师在不同阶段开展不同的教学培养方式,教学由浅入深,从简至难,循序渐进地引导住院医师完成技能培训,达到独立行医的能力要求。本节以浙大口腔牙体牙髓科两段式分层递进式带教模式为例,分享大带教、小带教结合的培养模式,供参考。

培养目标:培养具有良好的职业道德、扎实的医学理论知识和临床技能,能独立规范地承担牙体牙髓常见多发疾病诊疗工作的口腔临床医师。

根据教学大纲及国家卫健委发布的《住院医师规范化培训内容与标准(试行)》关于口腔全科专业培训细则和教学大纲的相关要求,为进一步提高住院医师的培训质量,对住院医师进行分层分级培训,结合本科室具体相关情况特制订该教学计划。

## 一、一进科阶段教学计划

培训对象:主要针对第1年在牙体牙髓科轮转的住院医师,规培时间为3个月。

1.入科培训

本阶段主要指入科1~2周,内容主要包括以下部分。

1)入科教育:科室介绍、科室纪律、培训目的、培训要求、理论学习及疑难病例讨论、日常考核及出科考核要求等相关事项、住院医师科室考勤、排班等情况介绍。

2)理论培训:带教老师面授内容包括牙体牙髓疾病史的采集及病历书写特点,牙体牙髓常见疾病的临床表现、诊断及鉴别诊断,牙髓根尖周疾病的常见影像学诊断。

3)临床前技能培训:住院医师进临床前必须先参加科室组织的临床前技能培训,培训内容主要包括Ⅰ~Ⅴ类洞的制备、橡皮障隔湿技术、后牙充填术、前牙复合树脂美容修复术、开髓术、根管预备技术及根管充填术。

培训结束后,进行相应操作技能考核,住院医师只有通过考核,才能进入下一阶段的培训。考核不达标的住院医师,须再次培训,直至培训达标后方能进入下一阶段的学习。

临床前技能操作培训达标要求见表1-6。

表1-6 临床前技能操作培训达标要求

| 操作培训项目 | 达标要求 |
| --- | --- |
| 操作时的姿势、体位 | 1.中性体位;<br>2.根据治疗区域不同,变换相应体位 |
| Ⅱ类洞的制备<br>(标准洞型) | 1.外形曲线圆缓;<br>2.制备抗力形和固位形;<br>3.鸠尾的位置和形态 |
| 后牙充填术 | 1.黏结技术的选择;<br>2.分牙尖堆塑 |
| 前牙复合树脂美容修复术 | 1.树脂分层修复;<br>2.牙齿外形的修整;<br>3.调合和抛光 |
| 开髓术 | 1.开髓部位与洞口大小;<br>2.无倒凹;<br>3.髓底或侧壁无破坏 |
| 根管预备 | 1.扩大根管口;<br>2.确定工作长度;<br>3.选择适合的器械按操作规范预备根管 |
| 根管充填术 | 1.选择与预备后的根管相匹配的主牙胶尖与根管封闭剂,并试尖;<br>2.采用冷侧压或热垂直加压技术,保证根管致密充填;<br>3.根充后拍摄根尖X线片进行质量评价 |

2.临床培训

分两个阶段:第一阶段(1~4周)由带教老师一对一单独带教(小带教);第二阶段(5~12周)由科室安排统一带教(大带教)增加住院医师的动手操作机会。

通过小带教与大带教两个阶段的培训学习,进一步加深住院医师对理论知识的认识与理解,并将理论知识与临床实践相结合,培养其基本临床操作能力。此阶段教学内容如下。掌握:医患沟通,牙体牙髓科常见病的病史采集,病历书写及医疗申请单的正确书写,牙体牙髓常见病的诊断、鉴别诊断,橡皮障的使用,牙髓根尖周疾病的影像学诊断,后牙充填术,开髓术,根管预备技术(手用器械),根管充填术(冷侧压技术)。熟悉:针对不同患者设计个性化统治疗方案,阅读根尖片、曲面断层片及锥形束CT(cone beam CT,CBCT)。了解:前牙美容充填技术,根管预备技术(机用器械),根管充填术(热牙胶充填术),根尖周疾病的手术治疗以及显微镜在牙体牙髓病治疗中的应用。

小带教主要采用临床椅旁一带一的带教形式。带教老师根据住院医师对学习内容的掌握程度适时调整学习进度。住院医师通过带教老师对具体临床病例的讲授,学习牙体牙髓疾病的临床表现、诊断、可能出现的影像学表现及基础治疗操作技巧等;通过临床实践,学习医患沟通技巧;通过老师讲授与自主阅读文献学习机用镍钛器械的应用及注意事项。通过这一阶段的培训学习,住院医师需要掌握以下临床操作技能:操作时的姿势和体位、Ⅰ~Ⅴ类洞的制备、后牙充填术、开髓术、根管预备(手用器械)及根管充填术(冷侧压技术)。

在完成1个月的小带教后,经带教老师和科室考核评定合格、住院医师同意后,开始科室统一安排的大带教模式。在大带教模式下将安排一位带教老师对住院医师进行临床指导。住院医师自行诊治病人,完成从接诊、问诊、体格检查、医患沟通到一系列的临床治疗整个流程。每一步骤都有带教老师指导。对于过程中出现的问题,住院医师可以及时请教带教老师,得到必要的指导和帮助。大带教模式有助于培养住院医师临床治疗的独立性和完整性,完成从实验室学生到临床医师的转变。

3.理论培训

根据培训目的与要求,科室每周一晚上进行牙体牙髓科理论小讲课、典型疑难病例讨论,对住院医师临床上遇到的问题及时反馈、答疑、解惑,将临床病例与理论知识再次相结合,进一步巩固学习内容。

4.学习要求

在这一阶段培训期间,住院医师需要达到的病种及例数要求如下。

(1)学习病种及例数要求见表1-7。

**表 1-7　牙体牙髓科学习病种及例数要求**

| 病种 | 最低例数 |
|------|----------|
| 龋齿 | 28 |
| 急性牙髓炎 | 5 |
| 慢性牙髓炎 | 15 |
| 急性根尖周炎 | 5 |
| 慢性根尖周炎 | 30 |
| 非龋性疾病 | 5 |

(2)牙体牙髓科基本操作技能及最低例数要求见表1-8。

**表 1-8　牙体牙髓科基本操作技能及最低例数要求**

| 操作技术名称 | 最低例数 |
|------|----------|
| 后牙充填术 | 20 |
| 前牙充填术 | 10 |
| 根管治疗术 | 50 |
| 前牙复合树脂美学修复 | 2 |

(3)门诊病历要求:完成13份门诊完整病历的收集,其中要求包括复合树脂充填术3例、急慢性牙髓炎3例、急慢性根尖周炎6例、非龋性疾病1例。

在本阶段培训期间,根据住院医师对相关知识的掌握情况,带教老师对住院医师进行日常考核(每月至少1次),考核内容主要包括:医患沟通技巧、病史采集与病例书写、橡皮障隔湿技术、后牙充填术、根管预备术、根管充填术。

5.出科考核及成绩评定办法

在规培结束前最后一周内由科室组织出科考核,内容由出科临床技能操作(30分)、读书报告(20分)、出科理论考试(20分)和带教老师评定成绩(30分)构成。每一部分成绩均需要达到60%方可认为及格。不及格者需要重新进行科室规培轮转。

## 二、二进科阶段教学计划

培训对象:主要针对第2~3年在牙体牙髓科轮转的住院医师,规培时间为3个月。

这一阶段临床上主要采用大带教模式进行培养。入科时,经科室考核评定合格、住院医师同意后,开始科室统一安排的大带教模式。同时,住院医师通过参加科室理论小讲课、自主查阅文献、带教老师临床针对性指导等途径进行学习。要求如下。熟练掌握:牙体牙髓疾病的诊断和治疗方法以及橡皮障的使用。掌握:牙体充填修复和根管治疗并发症的预防和处理方法。熟悉:显微镜在根管治疗中的应用,牙髓血运重建技术,CAD/CAM 在牙体修复中的应用。了解:根尖外科手术以及牙体牙髓病治疗新技术。

通过本阶段的培训学习,住院医师需达到的病种及例数要求如下。

(1)学习病种及例数要求见表 1-9。

表 1-9 学习病种及例数要求

| 病种 | 最低例数 |
| --- | --- |
| 龋齿 | 32 |
| 急性牙髓炎 | 5 |
| 慢性牙髓炎 | 16 |
| 急性根尖周炎 | 6 |
| 慢性根尖周炎 | 30 |
| 非龋性疾病 | 6 |

(2)基本操作技能及例数要求见表 1-10。

表 1-10 基本操作技能及例数要求

| 操作技术名称 | 最低例数 |
| --- | --- |
| 后牙充填术 | 16 |
| 前牙充填术 | 12 |
| 前牙美容修复术 | 2 |
| 根管治疗术(其中根管再治疗≥10 例) | 60 |
| 根尖外科手术(见习) | 2 |
| 显微根管再治疗技术(见习) | 2 |

(3)门诊病历要求:完成 14 例门诊完整病历的收集,其中要求活髓充填治疗 3 例、急慢性牙髓炎 3 例、急慢性根尖周炎 7 例( 必须包括 2 例根管再治疗病例)、前牙美容修复术 1 例。

在本阶段培训期间,根据住院医师对相关知识的掌握情况,带教老师每月对住院医师进行日常考核。考核内容主要包括:牙体牙髓疾病的诊断与鉴别诊断、前牙树脂美容修复术、根管预备(机用镍钛器械)及根管充填术(热牙胶垂直加压技术)。

出科考核及成绩评定办法:在规培结束前最后一周内由科室组织出科考核,内容由出科临床技能操作(30分)、病例汇报(20分)、出科理论考试(20分)和带教老师评定成绩(30分)构成。每一部分成绩均需要达到60%方可认为及格。不及格者需要重新进行科室规培轮转。

# 第二章　口腔全真考核模式

## 第一节　全真考核概述

### 一、全真考核模式概念

全真考核模式是指住院医师在真实的临床环境中,选取真实的临床病人,进行真实技能考核,考验学生真实的能力水平,检验培训的真实成效,既考核学生的临床操作能力,又考验学生的综合素质和应变能力。全真考核不同于传统的医学技能考核,没有标准化病人(standardized patients,SP)和模拟病人,也没有仿真头模,而是在完全真实的环境中进行考核,考生即为医生,在看病救治的情境下进行包含病史采集、体格检查、辅助检查应用、结果判读、诊断及鉴别诊断、医疗文书书写、专科技能操作、医患沟通和人文关怀等综合能力的检验。全真考核同样坚持对患者负责的原则,考官谨遵监考守则,严格执考,对学生的每一步操作进行检查和考核,对在考核过程中出现的棘手问题进行及时处理,既要保证考核顺利进行,又要使患者的疾病能够得到有效的治疗,患者的满意度也会作为考核一部分计入考核结果。

### 二、全真考核模式意义

临床实践技能考核是住院医师规范化培训中一项必不可少的重要环节,是检验住院医师培训过程和培训实效的重要依据,也是评价住培培训基地临床教学质量和管理能力的重要指标之一。近几年,结合口腔学科的专业特殊性,各专业基地积极探索适合口腔学科的考核模式,不断摸索出一条以实践为主线、以能力为主导的考核思路。在日常轮转培训中,带教老师利用临床环境对住院医师进行训练。住院医师通过不断练习和总结逐渐熟悉临床,接触病人,掌握技术,增强意识,提升素养。这本身对于住院医师而言就是一项非常大的挑战。区别于理论课及实验室练习,实战训练更能锤炼医者的综合素质,有利于加快临床人才的培养进程,体现岗位胜任力的培养成果。因此,针对口腔科要求动手能力强的特点,回归临床的考核更加贴近口腔临床医师培养的目标,全真考核模式也逐渐成为口腔全科住院医师规范化培训考核的主要形式。在考核过程中,考生要充分利用日常轮转培训学到的知识和技能来应对考核中的各项问题,进行完整的病史采集及专科体格检查,书写一份完整的门诊病历,结合患者情况给出诊断并进行合理的诊疗操作,根据患者的疑问进行口腔宣教及医患沟通等。考生的抗压能力、应变能力也影响着考生的考核结果。

相较于利用标准化病人(SP)或模拟病人的考核,真实病人的考核更具有不确定性,面对形色各异的病人,考生需在掌握书本知识的基础上,用理论指导实践,在充分了解患者的情况下,对患者的疾病做出诊断和治疗。这不仅需要考生具备良好的医患沟通能力、应变能力和临床操作能力,还要具备一定的抗压能力。

临床实践技能的考核比的不仅仅是"功夫",更是透过"功夫"所体现出来的责任心。真实病人在临床实践技能考核中的应用虽然在无形中给住院医师增添了难度,多了不少心理负担,但同时也让考生对自己的每一步操作更为谨慎,让考生能通过考核切身体会到身为医者所要承担起的那份责任和义务。这是所有考官、患者给予即将结束培训迈入临床工作的所有住院医师的最后一课,是一次更加深刻的医患对话,也是一次更富内涵的医学人文课堂。

相应地,培训基地在对住院医师的日常培训过程中,不但需要教授住院医师基本的理论常识和临床技能,而且更要注重对住院医师综合素质的培养,通过小讲课、疑难病例分析、教学查房、住培沙龙、读书报告等多样化的教学形式,整体提升住院医师的沟通表达能力、应变能力和抗压能力,更好地帮助他们成长为能够独当一面、能独立承担起患者诊疗重任的优秀的口腔临床医师。

从根本上来讲,住院医师规范化培训临床实践技能全真考核中的医疗质量绝不仅仅是考官和考试基地能完成的,而是由住院医师、带教老师、培训基地、真实病人多级联动、共同保障的。具体来说,参加考核的住院医师自身的临床思维、临床诊治和临床操作能力才是真实病人医疗质量的基本保障。因此,在住院医师的日常培训中,各培训基地严格把控培训质量才是重中之重,以过程质量把控带动结果质量把控才是关键。在考场上,考官对于考生操作过程的严密监考是保障真实病人医疗质量的重要措施,当考生有危险操作时考官及时合理地制止非常必要。真实病人是全真环境考核中的关键一环,是基于医院在病人对其专业认可度方面的深厚积淀,只有考前与病人充分沟通,获得病人的充分信任和肯定,以高水平的住院医师和高资历带教老师监考作为医疗质量控制的保障,才能充分体现出医患双方充分的信任与支持及我国住院医师规范化培训制度的初衷与目的。

### 三、全真考核的特点

1)经过严格筛选的真实病人既是考核的参与者,也是考核的"评估者"(医疗质量及满意度评价)。

2)目前,浙江省的临床实践能力考核分为临床结果判读(机考)、病人接诊、医疗文书书写、临床思维决策、大病历书写、临床技能操作五大考站(见本书第三章第二节"住院医师规范化培训临床考核规程")。全真考核需要真实病人的参与,所以仅能用于病人接诊、医疗文书书写、专科技能操作考站的考核,其他考站(如基本技能操作考站)仍使用仿真模型或机试、面试的形式进行考核。

3)全真考核既是考核,也是对患者的一次完整诊疗,在医疗质量方面需要严格把关,避免医患矛盾的产生。

4)真实临床环境下的考核更容易暴露住院医师日常培训过程中的弱点与不足,有利于总结经验,有助于调整教学方式和方法,针对住院医师薄弱项开展训练,全面提高培训质量。

# 第二节　全真考核在口腔全科住培中的应用

住院医师规范化培训考核包括过程考核和结业考核两部分,目的是评估培训对象是否达到《住院医师规范化培训内容与标准(试行)》规定的要求。过程考核是对培训对象在培训期间临床能力水平与素质的动态评价,由培训基地组织实施,按照《住院医师规范化培训内容与标准(试行)》的规定,严格考核,主要包括日常考核、出科考核、年度考核,内容涉及医德医风、临床职业素养、出勤情况、临床实践能力、培训指标完成情况和参加业务学习情况等方面。结业考核是衡量培训整体效果的结果性综合评价,由省级卫生计生行政部门组织实施,分为临床实践能力考核和专业理论考核两部分。本书主要以出科考核、年度考核以及结业考核中临床实践能力考核为例,介绍全真考核模式的应用情况。

## 一、出科考核

出科考核是住院医师规范化培训过程考核中的一项重要组成部分,主要由培训轮转科室负责。出科考核原则上应当在住院医师出科前完成,并由专业基地审核其真实性和有效性。因各个培训轮转科室实际情况不同,出科考核组织形式也各有不同。

以浙江大学医学院附属口腔医院培训轮转科室组织实施出科考核为例,医院的毕业后教育办公室联合各培训轮转科室制定《浙江大学医学院附属口腔医院出科考核方案》(以下简称《出科方案》),其中临床技能考核方面的考核内容由专科技能操作、门诊病历书写和临床思维与决策三部分组成。考核一般安排在住院医师出科前一周内进行。轮转科室教学秘书通过医院住培管理系统组织、发起技能操作考核,并将技能考核项目及评分标准向需要参加考核的住院医师公示。考试当天,由考官在候诊的患者中挑选适合考核技能项目的人选,经知情同意后安排考生进行临床考核。考生还须就遇到的病例进行现场答辩并书写病历。考官根据诊疗结果、答辩情况、病历质量分别打分,最后由教学秘书按照《出科方案》按各项比重加权形成最终的技能考核分录入系统。

在此说明,考核技能应根据住院医师的能力水平进行设定,不同年级、不同轮转时间、不同学历的人员应分层、分级设定考核指标,二次进科的学员与一次进科的学员的出科考核项目应不同,技能难度水平及要求应逐渐递增,如此考核才更加合理,才能在公平公正的前提下检验住院医师的培训质量。

通过出科考核对日常临床培训积累的知识与能力进行第一阶段的检验,住院医师可以有的放矢地进行查漏补缺,对考核中发现的问题,如全局思维意识缺乏、技能操作水平较低、医患沟通不畅等及时进行针对性的补充训练,加深记忆点,将培训所得入心入脑,有助于更好地参与后续的培训。

## 二、年度考核

年度考核由培训基地组织实施,一般在培训对象完成每一年度培训后进行。年度考核是检验住院医师经过一年临床训练是否已掌握所学知识,提高自身临床能力的阶段性考核。以浙江省为例,年度考核一般安排在11—12月进行,由省卫健委牵头,各家培训基地具体实施考核工作。

除理论考试由省卫健委统一考核外,临床实践能力考核由各个培训基地根据实际情况组织、落实考核。有的基地根据结业考核临床实践能力规程制定考核方案,设多个考站进行统一考核,有的基地在出科考核的基础上以技能考核为主进行考核。以上形式均可作为年度考核临床实践能力的考核环节进行。近年来,浙江大学医学院附属口腔医院以全真考核模式为导向,探索出一套新的考核流程,本书以该院年度考核临床实践能力考核组织管理实施方案为例具体阐述。

浙江大学医学院附属口腔医院根据国家住院医师规范化培训要求,按照《住院医师规范化培训管理办法(试行)》《住院医师规范化培训考核实施办法(试行)》文件要求,协同专业基地制定出符合口腔全科培训特点的《浙江大学医学院附属口腔医院年度考核方案》,考核对象分为二年级、三年级住院医师。考核内容包含临床实践操作能力、临床思维能力、医患沟通能力等。考试形式以结业考核规程为基础,针对不同年级采取分级考核方式,真实反映各年级住院医师的培训成果和培训质量(见表2-1)。

其中,二年级的临床技能操作考站、三年级的病人接诊、医疗文书书写、临床技能培训均采用全真考核模式。浙江大学医学院附属口腔医院年度考核临床实践能力考核考站见表2-1。依据《浙江省住院医师规范化培训管理实施细则(试行)》中的相关规定,考核主要分为口腔内科、口腔颌面外科、口腔修复科三个学科,考察学员对口腔内科、口腔外科以及口腔修复学科基本技能的掌握情况。

表 2-1　浙江大学医学院附属口腔医院年度考核临床实践能力考核考站

| 年级 | 考站 | 考核内容 | 考核时长/分钟 | 考核合格/(分/满分) | 考核形式 |
|---|---|---|---|---|---|
| 二年级 | 临床思维与决策 | 病例汇报1例 | 10 | 80/100 | 现场PPT汇报及答辩 |
| | 临床技能操作 | 专科技能操作 | 30 | 80/100 | 真实病人操作,口内、口外、修复抽取2项技能考核,取两项平均成绩为总成绩,其中任一项低于80分均视为不合格 |
| 三年级 | 临床思维与决策 | 案例题干1例+提问 | 20 | 80/100 | 采取面试的形式 |
| | 病人接诊 | 病史采集、体格检查 | 20 | 80/100 | 病史采集和体格检查各100分。取病史采集和体格检查两项平均分为该考站最终得分,任一项低于80分即视为该考站不合格 |
| | 医疗文书书写 | 门诊病历书写1份 | 15 | 80/100 | 采用笔试的形式。根据"病人接诊"考站所采集的信息,按照病历书写要求现场手写一份门诊病历 |
| | 临床技能操作 | 专科技能操作 | 30/项 | 80/110 | 真实病人操作,从口内、口外、修复抽取2项技能,取两项平均成绩为总成绩,其中任一项低于80分即视为该不合格 |

就考核组织而言,医院的毕业后教育办联合相关考核学科制定具体考核方案,包括考核时间、考核技能项目、考核人数分配等。学生通过抽签的形式选择

考核学科。教育办设置考核周,一般每个年级 2 周为一单位。考虑考生须在真实病人身上进行考核,因此病人接诊、医疗文书书写以及临床技能操作考站不设统一考试时间,由各临床考核科室结合实际病人量及临床工作情况安排考生在以上考核时间段内通过预约的方式分批次完成考核,逾期视为缺考。考生须自行根据抽取的考核项目提前准备好符合考试要求的病人,或由考核科室或其他年级的住院医师协助预约合适患者配合考试(见图 2-1)。

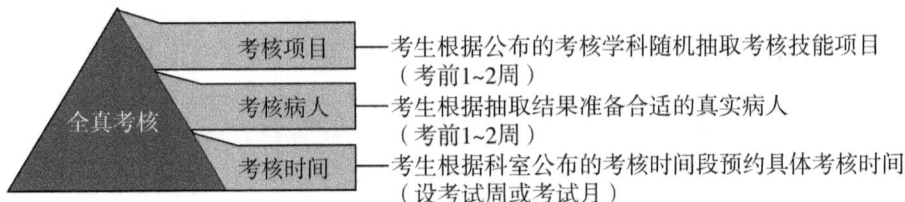

图 2-1 浙大口腔医院年度考核临床技能考核具体流程示意

该考核模式的重点在于不再像传统考核那样集中对考生进行考核,而是在一定考核时间周期内组织考生完成考试。如此做既可以分散考生人次,缓解考核时临床科室人员过多的问题,从而不影响其他临床工作的正常开展,同时又给了考生充分的准备时间来进行前期患者的选择和预约。这样的考核体系能进一步检验住院医师对疾病和诊疗的学习能力、运用能力等,考核的不仅是医学知识和临床技能水平,还包括患者照顾、人际沟通能力、职业素养等。如此在第二阶段的检验中,住院医师的岗位胜任力将得到进一步的提升。

## 三、结业考核

住院医师规范化培训结业考核是指住院医师在培训基地经过规范化培训后,接受的一次包括专业理论和临床实践能力的综合考核,是衡量培训整体效果的结果性综合评价。目前,医学界公认的临床实践能力考核方式为客观结构式临床考核(objective structured clinical examination,OSCE),也是应用较为广泛的一种考核方式。在浙江省,住培结业考核中的临床实践能力考核设置了六个大站九个小站,包括临床结果判读、病人接诊(包括病史采集、体格检查)、医疗文书书写(包括住院大病历、门诊病历)、临床思维与决策、基本技能操作(包括心肺复苏、气管插管)和专科技能操作(见表 2-2)。

结业考核既是住院医师规范化培训质量的"出口关",也是住院医师规范化培训同质化的"标尺"。尤其是临床实践能力考核,主要检验住院医师是否具有规范的临床操作技能和独立处理本专业常见多发疾病的能力。近年来,浙江大学医学院附属口腔医院牵头在浙江省范围内率先在结业考核中应用全真考核模式。由于在真实的临床环境下开展考核,前期需要进行大量的准备工作,由医院毕业后教育办联合专业基地及考核科室对考核细则及方案进行研究,严密部署各项工作,在考场设置、考官遴选、考务分配、志愿者培训等方面下足功夫,同时根据医院实际情况做好考核应急预案,如 2020 年在特殊情况下根据浙江省卫健委《关于 2020 年住院医师规范化培训结业考核疫情防控工作的指导意见》制定《浙江大学医学院附属口腔医院考点临床实践能力考核院感防控预案》,切实保障考核的顺利进行。

**表 2-2　浙江省住院医师规范化培训临床实践能力(口腔科)结业考核项目**

| 考站名称 | 考核内容 | | 考核形式 | 考官人数 | 考核用时 | 分值 | 合格分值 | 备注 |
|---|---|---|---|---|---|---|---|---|
| 临床结果判读 | X 线、CT 或 MRI、超声、心电图及其他实验室检查 | | 人机对话考试 | — | 30' | 100 分 | 60 分 | 全省统一手机考试 |
| 病人接诊 | 病史采集 | 病史采集、医患沟通 | 临床/模拟临床 | 2 人 | 20' | 100 分 | 80 分 | 挑选考核规定的建议选用病种,对病人/SP 进行重点问诊,并按要求检查相应部位 |
| | 体格检查 | 重点/专科体格检查 | | | | 100 分 | 80 分 | |
| 医疗文书书写 | 门诊病历 | 门诊病历 1 份 | 根据病人接诊考站的病例手写一份门诊病历 | 2 人 | 15' | 100 分 | 80 分 | 考官根据考核要求评分 |
| | 大病历 | 病历 1 份 | 从住院医师规范化培训信息管理系统中随机抽取 1 份大病历进行考核评分 | 2 人 | — | 100 分 | 80 分 | 考官根据考核要求评分 |
| 临床思维与决策 | 根据所给的病例回答问题 | | 面试 | 2 人 | 20' | 100 分 | 80 分 | 根据各学科培训标准及考试大纲中的要求,单独命题并考核,考官根据考核要求评分 |

续表

| 考站名称 | | 考核内容 | 考核形式 | 考官人数 | 考核用时 | 分值 | 合格分值 | 备注 |
|---|---|---|---|---|---|---|---|---|
| 基本技能操作 | 心肺复苏 | 心肺复苏术 | 临床/模拟临床 | 2人 | 10' | 100分 | 80分 | 心肺复苏术或气管插管术,按各50%的概率抽取,进行考核,考官根据考核要求评分 |
| | 气管插管 | 气管插管术 | 临床/模拟临床 | 2人 | 10' | 100分 | 80分 | |
| 专科技能操作 | | 根据案例判断进行技能操作 | 临床/模拟临床 | 2人 | 30'/项 | 110分 | 80分 | 根据专科技能操作项目目录,单独命题并考核,考官根据考核要求评分 |

全真考核模式下各项考核工作的注意事项如下。

(1)考场设置

承担临床实践能力的临床科室根据科室实际情况需暂停部分专家门诊和普通门诊,腾出专门区域用作考场。在考场周围放置关于考核的醒目标语,设立警戒线;设置考核志愿者服务站,由责任护士和志愿者负责维持考场秩序,引导考生和患者的出入,协助解决出现的问题等。

(2)考官遴选及培训

按照《浙江省住院医师规范化培训临床实践能力考核考官选派条件和主要职责》选派符合要求的考官参与执考。考虑到临床考核比模型考核更具难度,在选派考官时优先遴选具有一年以上带教经验的教师,且每个考场须分配至少1名具有副高职称的教师作为该考场的负责人,当遇到突发情况或执考分歧时由负责人协助主考官开展工作,这样能最大限度地保证考核质量的前提下顺利开展全真考核。

考官培训对于全真考核的顺利开展也至关重要。除了全省统一的培训工作外,考核基地须结合执考学科在开考前对考官进行一次更具针对性的培训,主要围绕临床考核中的操作流程、注意事项、院感防控等方面进行指导,切实提高考官对全真考核的认识以及执考意识。

(3)志愿者选拔及培训

全真考核的考场分布在不同的临床科室,因此需要志愿者协助考务人员进行相关的工作。结业考核志愿者建议选拔具有临床实践经验、已经接受过相关学科轮转培训的低年级学生,一般以二年级住院医师为主。该群体已具有一定的临床实践经验和解决临床问题的能力,在考核过程中能起到非常大的协助作用,同时他们可以通过志愿服务工作了解结业考核的流程,为下一年参考提前做好准备。

志愿者的培训应在考前由主要承担考务工作的职能管理部门进行,培训内容主要包括志愿者岗位职责、服务范围、注意事项等,尤其需要强调工作纪律,不得在考场内吸烟、打瞌睡、阅读书报和聊天;不得干涉考官执考;不得暗示考生答题;不得抄题、答题或将试卷传出考场等。志愿者在上岗前也须同考官一样签署《安全保密协议书》,确保住院医师规范化培训结业考试安全,明确和落实工作责任。

(4)病人预约及准备工作

真实病人是全真考核模式中的重要组成部分,关乎考核进度和考核质量。前期的准备工作主要以病人的筛选及预约为主,这是一项工作量巨大的工程,需要医院考核主管部门协同考核科室按照考试要求进行认真、严密的筛选,要做好病人的知情同意,在保障考核顺利进行的同时也要保障患者的医疗质量。

注意事项如下(以口腔修复科为例)。

## 全真考核过程中真实病人的选择及医疗质量控制

目前,浙大口腔医院口腔修复科在住院医师规范化培训临床实践技能考核的过程考核和结业考核中都采用了全真考核的模式。

### 1.出科考核

口腔修复科的住院医师在结束科室轮转时,必须进行出科考核。出科考核中的临床操作技能考核采用全真考核,真实病人在住院医师的接诊病人中产生。因为考核内容涉及修复治疗从牙体预备、印模制取至戴牙的全过程,周期较长,所以在住院医师轮转的最后一个月月初,带教老师负责带领住院医师在接诊病人中筛选符合考试要求的病人,并报备给住培秘书,住培秘书也负责提醒住院医师及其带教老师考核事宜。

出科考核技能操作项目在以下项目中任选其一,包括:

①全冠(牙体预备、印模制取、颌位关系记录、选色及临时冠制作及初戴);

②玻璃纤维桩核冠(桩道制备、黏桩、堆核、牙体预备、印模制取、颌位关系记录、选色、临时冠制作及初戴);

③嵌体或高嵌体(牙体预备、印模制取、颌位关系记录、选色、临时冠制作及初戴);

④复杂可摘局部义齿(设计、牙体预备、印模制取、颌位关系记录及初戴);

⑤全口义齿(印模制取、颌位关系记录及初戴)。

住院医师负责病人的初筛,带教老师负责真实病人的核准、纳入。符合考核标准的患者由带教老师和住院医师共同负责患者的知情同意。

备注:一般情况下,优先选用住院医师直接接诊过的患者作为考核病人,这部分病人更愿意配合考核,对住院医师更加信任。

考核结束后,患者的后续复诊治疗仍由住院医师在带教老师的监督指导下完成,一般不建议转诊给其他临床医师或带教老师团队,这样更有利于患者的持续性治疗,保障医疗质量。

**2.年度考核**

年度考核是由培训基地统一安排的集中考核。口腔修复科接到考核任务后根据考生量提前准备考核病人。

(1)真实病人的基本筛选流程

年度考核只针对本住培基地的住院医师,因此全真考试中的真实病人均来自口腔门诊接诊的病人群,病人的筛选有严格的标准,筛选必须是团队协调合作。

一般病人接诊、医疗文书书写考站的病人来自考试当天的初诊患者。由于考场设在临床科室中,因此考试当天,考场信息会在科室门外进行公布,告知所有初诊患者关于考核开展的相关信息。经就诊患者知情同意后,患者将被考站联络员(志愿者)带入考场,依次分配到各考位配合考核。由考官向患者简要介绍考核情况后考核即开始。考核完毕后,初诊患者将由考官转交给科室内其他的初诊医生(其他带教老师及其带教的住院医师)进行后续的诊治,从而保证医疗服务的连续性和医疗质量。

临床技能考核的病人筛选比较复杂,一般采用预约制。具体来说,考试前几周,在教学主任和住培秘书的统筹安排下,考核病人的筛选工作即开始启动。科室所有带教老师及住院医师对就诊的初诊及复诊患者进行检查初筛,入选标准应符合考核要求:符合考核项目(全冠修复、嵌体/高嵌体修复、肯式Ⅰ/Ⅱ类牙列缺损的可摘局部义齿)适应证,已完成修复前准备。然后由考官或住培秘书核对病人情况,严格二次筛选。如果确认合适考试需要,则由首诊医生跟病人沟通,在病人知情同意并且可以配合考试时间的情况下,纳入考核病人库,登记预约信息。为方便考核病人的管理,修复科建立了多终端使用管理程序,利用共享文档或者小程序管理病人的预约信息及操作名称,方便团队的协调合作。同时,鼓励考核人员预约自己的修复病人配合考核,该部分病人的核准纳入流程要求同上。

（2）教学主任和住培秘书的任务

教学主任和住培秘书在团队中最早启动流程，也是非常关键核心的角色。住培秘书根据考核时间，结合本科室的临床排班和可用椅位情况，规划好具体的考核时间表及场次，并在带教老师群和考官群里发布考核信息，同时通知所有带教老师及其带教的住院医师参与筛选病人的工作。组织具有考官资格的带教老师或外院考官根据分配考核任务量选择可以监考的场次，由住培秘书汇总信息后向职能管理部门报备。待考病人的信息统计表及考生选时信息也由住培秘书统一管理。整个工作中的关键节点、难点及突发情况由住培秘书及时汇报教学主任，教学主任负责考核的流程推进、考场质量把控、困难及突发状况的协调解决。

（3）考官（带教老师）的职责

全真考核组织及实施工作的考试质量保障和医疗质量保障的关键是考官及带教老师。带教老师是高年资主治医师（获得主治医师职称 3 年以上）经过院级师资培训、考核方可任职。考官从具有带教资格且已经过省级考官培训且考核合格的带教老师中筛选。带教老师负责真实病人的初筛和考核后的后续治疗，考官负责真实病人的最终纳入、考试过程中的质量控制。

（4）考生的准备

考生抽签决定考核项目后，住培秘书建立考生群，群内发布考核场次及各场次监考考官信息，由考生与考官先沟通操作考试真实病人的信息，经考官核准后将考核病人信息填入多终端使用管理程序。考核结束后，由考生、考官与负责后续治疗的带教老师及其带教的住院医师交接病人的具体情况。病人接诊和医疗文书书写的考核是实时的初诊患者，无须考生提前准备。

（5）后续治疗的医疗质量把控

真实病人的后续治疗由交接的临床医师负责，一般是由科室内其他带教老师团队负责完成后续治疗，医疗质量由该带教老师负责把控。

3. 结业考核

结业考核真实病人的纳入标准及筛选过程同年度考核。但作为全省口腔科住培结业考核基地，考核面向的不仅仅是本基地的住培考生，还有其他基地的住培考生。因此，一方面鼓励本基地的住院医师在临床培训过程中多发掘可以纳入结业考核的病人，另一方面从所有带教老师的病人源中严格筛选出合适考核的真实病人，纳入考核病人库。结业考核真实病人源一直是个难点。从临床操作胜任力而言，考生、考官、病人之间信任的建立是另一个难点。结业考核真实病人的筛选往往较年度考核更耗时更慎重，为了减少医疗纠纷、保障病人源，我们更倾向于鼓励考生自己发掘考试病人,获得病人知情同意后配合完成考核。

4.考核质量控制和医疗质量控制

在考核过程中,应始终秉承用专业换信任的理念,坚持对患者负责的原则,考官谨遵监考守则,严格执考,对学生的每一步操作进行检查和考核,对在考核过程中出现的棘手问题及时予以处理,既保证考核的顺利进行,又使得患者的疾病能够得到有效的治疗,患者的满意度也会作为考核的其中一部分计入考核结果。为了考核公正性,考官一般不干预考生的操作,但如果考生出现危险操作行为,考官应及时有策略地终止考生的操作,并报备科教部门。

因考核的特殊性,考生在考核过程中仅操作指定的技能项目,无法完成一个完整的治疗过程,因此会出现转诊的情况,这过程中便容易出现医患矛盾或纠纷。为确保医疗行为的正常有序进行,考官作为第一责任人应做好提前告知、过程监控、事后疏导工作,在保障考核质量的同时确保患者的医疗质量。

## 四、全真考核模式的不足

1.病人较为随机,相较于使用标准化病人,组织难度大,筛选患者工作量较大,有时会遇到临床患者不足的情况。

2.应用真实病人要投入大量的时间(前期筛选)、经费(诊疗费用减免),人力(医疗质量的保障等)、成本比较高等。

3.全真考核会在一定程度上影响科室部分临床工作,需要临床科室的大力支持与配合。

4.其他专业培训基地学员在考核基地参加考核,涉及执业注册点的问题,一旦发生医疗纠纷处理起来非常棘手,需要上级主管部门可以临时性给考生多点执业备案;也可以采用考官流动、考生在所在培训基地进行实践的形式考核,这样方便约考核患者,而且一旦发生医疗纠纷,处理起来相对容易一些。

# 第三章　口腔住培相关标准及工作案例

## 第一节　国家规范文件及标准

### 住院医师规范化培训基地认定标准（试行）

#### 总　则

根据《关于建立住院医师规范化培训制度的指导意见》和《住院医师规范化培训管理办法（试行）》的有关要求，为加强住院医师规范化培训工作，制定本标准。

#### 一、基地设置

（一）基地分类

基地分为培训基地和专业基地。培训基地是承担住院医师规范化培训的医疗卫生机构。培训基地由符合条件的专业基地组成，专业基地由符合条件的专业科室牵头，组织协调相关科室，共同完成培训任务。

（二）专业基地类别

本标准的培训专业基地类别共 34 个：内科、儿科、急诊科、皮肤科、精神科、神经内科、全科、康复医学科、外科、外科神经外科、外科胸心外科、外科泌尿外科、外科整形外科、骨科、儿外科、妇产科、眼科、耳鼻咽喉科、麻醉科、临床病理科、检验医学科、放射科、超声医学科、核医学科、放射肿瘤科、医学遗传科、预防医学科、口腔全科、口腔内科、口腔颌面外科、口腔修复科、口腔正畸科、口腔病理科、口腔颌面影像科。

（三）设置原则

培训基地应设在三级甲等医院。培训基地间可建立协同协作机制，共同承担培训任务。根据培训内容需要，可将符合专业培训条件的其他三级医院、妇幼保健院和二级甲等医院及基层医疗卫生机构、专业公共卫生机构等作为协同单位，形成培训基地网络。

（四）其他要求

1. 拟申报专业基地的单位必须达到《住院医师规范化培训基地认定标准（试行）》各专业基地细则规定的要求。

2. 专业基地所在医院的相关科室缺如或疾病种类数量不符合《住院医师规范化培训基地认定标准（试行）》相应要求的，可联合符合条件的三级医院或二级甲等医院作为协同医院，协同医院数量不超过3家。

3. 相关专业科室不具备培训条件的专科医院，须联合区域内培训相关专业基地所在医院作为协同医院。

## 二、培训基地基本条件

（一）医院资质

1. 依法取得《医疗机构执业许可证》。

2. 近3年来未发生省级及以上卫生计生行政部门通报批评的重大医疗事件。

（二）培训设施设备

1. 培训基地的科室设置、诊疗能力和专业设备等条件能够满足《住院医师规范化培训基地认定标准（试行）》各专业基地细则的要求。

2. 有满足培训需要的教学设备、示范教室及临床技能模拟训练中心等教学设施。

3. 图书馆馆藏资源种类齐全，有满足培训需要的专业书刊、计算机信息检索系统与网络平台。

（三）培训制度建设

1. 住院医师规范化培训组织管理机构健全。培训基地主要行政负责人作为培训工作的第一责任人全面负责基地的培训工作,分管院领导具体负责住院医师规范化培训工作;教育培训管理职能部门作为协调领导机制办公室,具体负责培训工作的日常管理与监督;承担培训任务的科室实行科室主任责任制,健全组织管理机制,切实履行对培训对象的带教和管理职能。

2.有3年以上住院医师规范化培训组织实施经验,有系统的培训方案、实施计划、培训人员名单及考核成绩等记录。

3.有培训基地和专业基地动态管理评估机制,及时评价培训对象的培训效果和指导医师的带教质量;住院医师规范化培训任务作为考核科室建设和指导医师绩效的重要指标。

(四)其他要求

1.贯彻《关于建立住院医师规范化培训制度的指导意见》精神,落实培训对象有关待遇和培训期间的有关人员管理工作。

2.落实《住院医师规范化培训管理办法(试行)》要求,严格培训标准、培训考核,加强医疗安全教育、监督和培训指导,创新培训方法,确保培训质量和效果。

## 三、专业基地基本条件

(一)师资队伍条件

1.专业基地指导医师的中高级职称的比例应达到《住院医师规范化培训基地认定标准(试行)》各专业基地细则的要求。每名指导医师同时带教的培训对象不超过3名。

2.指导医师由任职主治医师专业技术职务3年以上的医师担任。熟悉本专业系统的理论知识,具有丰富的临床经验,较强的指导带教能力,严谨的治学态度,熟悉住院医师规范化培训的相关规定;有良好的职业道德和医患沟通能力、团队合作能力,能以身作则,为人师表。

3.专业基地负责人除应具备指导医师的上述条件外,还应具备相应的管理及科研能力。

(二)科室建设条件

1.专业基地的总床位数、年收治病人数、年门诊量和急诊量、配备的专业诊疗设备等达到《住院医师规范化培训基地认定标准(试行)》各专业基地细则要求。

2.专业基地收治的疾病种类基本覆盖本专业常见多发疾病,诊治数量满足《住院医师规范化培训基地认定标准(试行)》各专业基地细则要求。

3.能按照相关医疗制度要求,规范开展疑难疾病和死亡病例讨论、定期查房、转诊会诊、医疗差错防范等教学、诊疗和科研活动。

(三)其他要求

1.牵头组织协调相关专业科室制订和落实本专业具体培训计划,做好培训全过程管理和培训考核相关工作,并配合做好其他专业培训对象的指导带教管理工作。

2.培训过程管理落实科室主任总负责制和指导医师负责制。科室主任统筹落实入科教育、过程考核、出科考核和定期评估,并定期检查评价指导医师带教工作,确保培训质量。指导医师负责落实培训计划,将医德医风、医患沟通和职业素质等内容贯穿培训全过程,指导督促培训对象完成培训内容并如实填写《住院医师规范化培训登记手册》。

# 口腔全科专业基地认定细则

按照国家卫生和计划生育委员会《住院医师规范化培训内容与标准(试行)——口腔全科培训细则》的要求和培训基地认定标准总则的规定制定本细则。

## 一、口腔全科专业基地基本条件

1.科室规模

(1)牙科综合治疗台数≥20 台;

(2)年门诊量≥30000 人次;

(3)年急诊量≥1000 人次。

2.疾病种类和数量

(1)专业基地的年收治疾病种类应基本能覆盖口腔科各亚专业常见疾病种类所开展的针对口腔全科常见疾病的诊治项目全面,能够满足《住院医师规范化培训内容与标准(试行)——口腔全科培训细则》的要求。

①口腔预防:包括预防性充填(包括非创伤性充填),局部涂氟,正确使用牙刷、牙线、间隙刷和牙签等各种口腔预防用具,菌斑染色,菌斑控制,儿童口腔健康状况调查,预防咨询,针对不同病种和个体的系统保健等。

②牙体牙髓病:包括用各种材料进行各类洞形的龋病或非龋病治疗、牙齿活髓保存治疗、干髓术、前后牙根管治疗、塑化治疗、根尖手术等。

③牙周病:包括菌斑控制方法、规范化的牙周检查及治疗设计、全身病与牙周健康的关系、龈上洁治、龈下刮治、松动牙固定、治疗、牙周病的药物治疗、牙周手术、牙周—牙髓联合病变治疗、牙周维护治疗及常见的与全身相关的牙周组织疾病治疗等。

④儿童口腔病:包括药物涂布治疗、窝沟封闭、高分子材料或银汞合金充填、乳牙冠髓切断术、乳牙根管治疗术、年轻恒牙根尖诱导成形术、儿童咬合诱导、儿童前牙外伤处理、恒牙的活髓保存和青少年牙周组织疾病的防治等。

⑤口腔黏膜病:包括复发性口腔溃疡、扁平苔藓、疱疹性口炎、念珠菌感染、慢性唇炎、白斑、天疱疮等疾病的诊断和治疗等。

⑥口腔颌面外科疾病:包括普通口腔麻醉及一般牙、阻生牙、埋伏牙或复杂牙的拔除、牙槽突手术及各类门诊小手术等。

⑦口腔修复:包括全口义齿修复、可摘局部义齿修复、烤瓷冠、烤瓷桥、铸造冠、铸造桥、桩核(甲)冠修复等。

⑧口腔正畸:包括各类错畸形的矫治、活动矫治和固定矫治的设计和基本操作等。

⑨口腔颌面影像:包括牙齿根尖片、全景片、华氏位、颧弓切线位、下颌骨正侧位片、许勒位、唾液腺造影和口腔颌面部 CT 等检查与诊断。

⑩口腔急诊:包括牙痛、牙外伤、牙根尖周脓肿或牙周脓肿、口腔颌面部软硬组织外伤、口腔颌面部急性炎症、口腔急性出血等病种。

(2)培训基地年诊治的患者数量应能够满足《住院医师规范化培训内容与标准（试行)——口腔全科培训细则》的要求,见下表:

| 疾病种类 | 年诊治例数/人次 |
| --- | --- |
| 牙体牙髓病 | ≥5000 |
| 牙周疾病 | ≥1500 |
| 儿童口腔疾病 | ≥1000 |
| 口腔黏膜疾病 | ≥1000 |
| 口腔颌面外科 | ≥5000 |
| 口腔修复科 | ≥5000 |
| 口腔正畸科 | ≥1000 |
| 口腔颌面影像科 | ≥1600 |
| 口腔急诊科 | ≥1000 |
| 口腔病理科 | ≥200 |

### 3. 医疗配备

配备开展以下口腔全科诊疗工作所需的医疗设备和器械：牙科诊疗椅、牙髓活力测定所需设备、根管治疗所需器械、银汞调和机、光敏树脂充填照射灯、牙周探针、超声洁牙机、龈上和龈下深刮器、牙科印模制取托盘、牙科模型制作设备及技工设备、常用牙科器械、材料、药品以及口腔诊室应必备的器械和材料。

### 4. 相关科室、实验室

口腔全科专业基地所在医院必须有以下相关科室：急诊科、心电监护室或配备心电监护设备的急诊科、放射（影像）科[综合性医院的放射科内有从事口腔放射（影像）工作的专业人员]、病理科（综合性医院的病理科内有侧重口腔病理诊断工作的专业人员）、检验科、药剂科等。

## 二、口腔全科专业基地师资条件

### 1. 人员配备

(1)指导医师与培训对象比例应 1∶3。

(2)指导医师组成：具有中、高级专业技术职务人员数应大于基地总医师数的 50%，高级专业技术职务人员≥3 名。

### 2. 指导医师条件

应具有口腔医学本科及以上学历，具有主治医师专业技术职务 3 年以上。

### 3. 专业基地负责人条件

医学本科及以上学历，主任医师专业技术职务，从事本专业的医疗、科研和教学工作超过 15 年，并满足以下条件之一。

(1)近 3 年来在国内核心学术刊物或国际 SCI 学术期刊上发表临床研究论文≥1 篇。

(2)近 3 年来曾获得地、市级以上（含地、市级）与本专业相关的临床科技成果奖励。

(3)目前承担有地、市级以上（含地、市级）本专业领域的临床科研项目，有独立的科研任务和科研经费。

# 住院医师规范化培训内容与标准
# 口腔全科培训细则(2020 版)

口腔医学是研究和防治口腔软硬组织及颌面颈部各类疾病的一门学科,其分类复杂、覆盖面广又相互密切联系,是临床与基础相并重的一级学科,也是现代医学科学的重要组成部分。本培训细则是供口腔全科医师进行住院医师规范化培训的细则。口腔全科包括牙体牙髓科、牙周科、儿童口腔科、口腔黏膜科、口腔颌面外科、口腔修复科、口腔正畸科、口腔急诊科、口腔预防科、口腔颌面影像科、口腔病理科等亚专业。

## 一、培训目标

能够掌握正确的临床工作方法,准确采集病史、规范体格检查、正确书写病历,能够认识口腔全科的各类常见疾病,掌握口腔全科常见疾病的诊治原则和操作技能,掌握口腔全科感染控制的理论知识和操作技能;熟悉口腔全科的诊疗常规和临床路径。培训结束时,住院医师能够具有良好的职业道德和人际沟通能力,具有独立从事口腔全科临床工作的能力。

## 二、培训方法

本阶段为口腔全科医师的基础培训,采取在口腔全科范围内各亚专业科室轮转的形式进行,须完成共计 33 个月的培训。通过管理患者、参加门诊、病房工作和各种教学活动,完成口腔全科规定的病种和基本技能操作数量;认真填写《住院医师规范化培训登记手册》;低年资住院医师参与见习/实习医生的口腔全科临床教学工作,高年资医师指导低年资医师。

理论知识以自学和讨论为主,有部分授课。

实践技能通过临床科室轮转进行培养。在有明确专业划分的培训基地,应分科轮转,各科累计轮转时间安排见表 1;在没有明确专业划分的培训基地,应参照轮转专业的培训内容,完成相应专业的病种及病例数。

**表 1　轮转科室及时间安排表**

| 轮转科室 | 时间/月 | 轮转科室 | 时间/月 |
|---|---|---|---|
| 牙体牙髓科 | 6 | 牙周科 | 6 |
| 儿童口腔科 | 3 | 口腔黏膜科 | 1 |
| 口腔颌面外科 | 6 | 口腔修复科 | 6 |
| 口腔正畸科 | 1 | 口腔颌面影像科 | |
| 口腔预防科 | 1 | 累计参加口腔急诊 | |
| 合计 | | | 33 |

建议按二段式安排轮转,即第 1 年和第 2、3 年,具体安排见表 2 及表 3。

**表 2　第 1 年轮转科室及时间要求**

| 轮转科室 | 时间(月) | 轮转科室 | 时间(月) |
|---|---|---|---|
| 口腔颌面外科门诊 | 3 | 牙周科 | 3 |
| 牙体牙髓科 | 3 | 口腔修复科 | 3 |
| 合计 | | | 12 |

**表 3　第 2、3 年相关科室轮转及时间要求**

| 轮转科室 | 时间(月) | 轮转科室 | 时间(月) |
|---|---|---|---|
| 牙体牙髓科 | 3 | 牙周科 | 3 |
| 儿童口腔科 | 3 | 口腔黏膜科 | 1 |
| 口腔颌面外科 | 3 | 口腔修复科 | 3 |
| 口腔正畸科 | 1 | 口腔颌面影像科 | 1 |
| 口腔预防科 | 1 | 累计参加口腔急诊 | 2 |
| 合计 | | | 21 |

## 三、培训内容与要求

第 1 年通科轮转阶段安排与要求。

### (一)口腔颌面外科门诊(3 个月)

**1. 轮转目的**

掌握:口腔颌面外科门诊各项诊疗常规和技术操作,包括各种普通牙及阻生牙、埋伏牙的拔除,牙槽外科手术以及口腔颌面外科门诊常见小手术(如根端囊肿刮治术、口腔软组织小肿物切除术、间隙感染切开引流术等)。

熟悉:包括口腔颌面部创伤、肿瘤、先天及后天性畸形等口腔颌面外科常见疾病的诊疗常规。

了解:口腔颌面外科门诊各类新技术的发展和临床应用情况,各种疑难疾病的诊疗思路。

2.基本要求

共计3个月12周,其中口腔颌面外科普通门诊10周,专家门诊见习2周。

(1)学习病种及例数要求见表4。

表4　口腔颌面外科门诊病种及例数要求

| 病　　种 | 最低例数 |
| --- | --- |
| 口腔颌面部创伤 | 3 |
| 口腔颌面部良性肿瘤 | 10 |
| 口腔颌面部恶性肿瘤 | 7 |
| 口腔颌面部感染 | 10 |
| 口腔颌面部畸形 | 8 |

(2)基本操作技能培训及最低例数要求见表5。

表5　口腔颌面外科门诊基本操作技能及例数要求

| 操作技术名称 | 最低例数 | 操作名称 | 最低例数 |
| --- | --- | --- | --- |
| 普通牙拔除 | 60 | 牙槽外科手术 | 8 |
| 困难牙拔除(死髓牙、残根或残冠) | 15 | 完成或参与其他门诊手术 | 5 |
| 陌生牙、埋伏牙拔除 | 15 | | |

## (二)牙体牙髓科(3个月)

1.轮转目的

熟练掌握:牙体牙髓科常见疾病的诊断、鉴别诊断及治疗方法。

掌握:牙体牙髓科病历及医疗申请单的正确书写方法以及橡皮障的使用。

熟悉:牙体牙髓科常见治疗并发症的预防和处理方法。

了解:牙体牙髓科各种材料和制剂的性质、用途、成分及注意事项。

**2.基本要求**

(1)学习病种及例数要求见表6。

表6 牙体牙髓科学习病种及例数要求

| 病 种 | 最低例数 | 病 种 | 最低例数 |
|---|---|---|---|
| 浅龋 | 6 | 慢性牙髓炎 | 15 |
| 中龋 | 15 | 急性根尖周炎 | 5 |
| 深龋 | 6 | 慢性根尖周炎 | 30 |
| 急性牙髓炎 | 5 | 非龋性疾病 | 6 |

(2)基本操作技能及最低例数要求见表7。

表7 牙体牙髓科学习基本操作技能及例数要求

| 操作技术名称(术者) | 最低例数 | 病 种 | 最低例数 |
|---|---|---|---|
| 前牙充填(活髓) | 12 | 根管治疗 | 50 |
| 后牙充填(活髓) | 15 | 前牙复合树脂美学修复 | 2 |

(3)门诊病历要求:完成12例门诊完整病历的收集,其中要求复合树脂充填(活髓牙)3例,慢性牙髓炎3例,急、慢性根尖周炎6例。

### (三)牙周科(3个月)

**1.轮转目的**

掌握:口腔卫生和菌斑控制方法及指导、与患者交流的方法,牙周病的系统检查方法、病史采集方法、病历书写及医疗申请单的正确书写,牙周病常见病的诊断、鉴别诊断,牙周炎X线片诊断、种植体周围病的诊断、牙周洁治术和刮治术、牙周脓肿切开术。

熟悉:针对不同患者的个性化系统治疗设计,牙周病危险因素评估,阅读曲面断层片、CBCT,选磨调牙合,伴全身疾病的牙周病患者的治疗原则,化验室血细胞和生化指标的检测分析。

了解:全身疾病在牙周的表现,牙周松动牙固定的基本方法,简单牙周手术,正畸与修复治疗中的牙周维护。

**2.基本要求**

(1)学习病种及例数要求见表8。

**表 8 牙周科学习病种及例数要求**

| 病 种 | 最低例数 | 病 种 | 最低例数 |
|---|---|---|---|
| 菌斑性龈炎 | 10 | 慢性牙周炎 | 30 |
| 侵袭性牙周炎 | 3 | 伴全身疾病的牙周炎 | |

（2）基本操作技能及最低例数要求见表 9。

**表 9 牙周科基本操作技能及例数要求**

| 操作技术名称 | 最低例数 |
|---|---|
| 菌斑控制的指导（包括对正畸、修复患者） | 20 |
| 牙周检查、诊断及综合治疗设计 | 20 |
| 全口龈上洁治 | 50（其中手工洁治＞10） |
| 全口龈下刮治和根面平整 | 20 |

（3）门诊病历要求：完成 10 份门诊完整病历的收集，其中要求包括菌斑性龈炎 2 例、慢性牙周炎系统治疗 5 例，侵袭性牙周炎 2 例、伴全身疾病的牙周炎 1 例。

## （四）口腔修复科（3 个月）

**1.轮转目的**

掌握：口腔修复学的理论知识，常见修复体的适应证、设计原则及牙体制备的基本要求。

熟悉：常用修复材料的性能和修复体的制作工序；印模制取、各类修复体戴入及调𬌗等常见问题的处理原则。

了解：经典著作及相关文献，或参加必修课或选修课的学习；义齿的工艺制作要求.

**2.基本要求**

（1）学习病种及例数要求见表 10。

**表 10 学习病种及例数要求**

| 病 种 | 最低例数 | 病 种 | 最低例数 |
|---|---|---|---|
| 牙体缺损 | 20 | 牙列缺失 | 10 |
| 牙列缺失 | 20 | | |

（2）基本技能培训及最低例数要求见表 11。

**表 11　基本技能培训及最低例数要求**

| 操作技术 | 最低例数 | 操作技术 | 最低例数 |
|---|---|---|---|
| 可摘局部义齿修复 | 5 | 各类桩核的修复 | 4 |
| 冠桥的修复（单位） | 6 | | |

第 2～3 年相关专业轮转安排与要求。

## （一）口腔预防科（1 个月）

**1. 轮转目的**

掌握：常用龋病预防药物和预防保健措施，常用的医学统计方法。

了解：牙防组织机构、历史发展及现状；口腔公共卫生服务的主要内容，牙防工作的组织和实施方法；口腔卫生保健的调研方法（设计、资料汇集、分析总结）。

**2. 临床技能训练要求**

（1）基本技能要求及最低例数要求见表 12。

**表 12　第 2～3 年轮转口腔预防科基本操作技能及例数要求**

| 操作技术名称（术者） | 最低例数 | 操作技术名称（助手） | 最低例数 |
|---|---|---|---|
| 预防性充填 | 5 | 龋病牙周病流行病学调查设计 | 1 |
| 局部用氟化物防龋 | 5 | 调查资料收集整理 | 1 |
| 窝沟封闭 | 5 | 牙防工作的组织和实施 | 1 |
| 口腔健康教育 | 3 | 社区口腔调研或宣教 | 1 |

（2）社区牙防要求：参加社区口腔调研或基层牙防工作，完成 1 篇流行病调查设计，或撰写一篇健康教育科普文章。

## （二）牙体牙髓科（3 个月）

**1. 轮转目的**

熟练掌握：牙体牙髓疾病的诊断和治疗方法以及橡皮障的使用。

掌握：牙体充填修复和根管治疗并发症的预防和处理方法。

熟悉：显微根管再治疗技术。

了解：根尖外科手术以及牙体牙髓病治疗新技术。

2.基本要求

(1)学习病种及例数要求见表13。

**表 13 第2~3年轮转牙体牙髓科病种及例数要求**

| 病　种 | 最低例数 | 病　种 | 最低例数 |
|---|---|---|---|
| 浅龋 | 6 | 慢性牙髓炎 | 15 |
| 中龋 | 15 | 急性根尖周炎 | 6 |
| 深龋 | 6 | 慢性根尖周炎 | 30 |
| 急性牙髓炎 | 5 | 非龋性疾病 | 6 |

(2)基本技能培训及最低例数要求见表14。

**表 14 牙体牙髓科基本操作技能及例数要求**

| 操作技术名称(术者) | 最低例数 | 病　种 | 最低例数 |
|---|---|---|---|
| 前牙充填(活髓) | 12 | 前牙复合树脂贴面修复 | 2 |
| 后牙充填(活髓) | 15 | 根尖外科手术(见习) | 2 |
| 根管治疗(其中根管再治疗≥10 例) | 60 | | |

(3)门诊病历要求:完成12例门诊完整病历的收集,其中要求活髓充填治疗3例,慢性牙髓炎3例,急、慢性根尖周炎6例(必须包括2例根管再治疗病例)。

## (三)牙周科(3个月)

1.轮转目的

掌握:牙周病常见病的诊断、鉴别诊断及危险因素评估及个性化系统治疗设计,牙周辅助检查方法,选磨调牙合。

熟悉:全身疾病在牙周的表现,牙周松动牙固定的基本方法,简单牙周手术,正畸与修复治疗中的牙周维护。

了解:复杂牙周手术,牙周病的多学科联合治疗。

2.基本要求

(1)学习病种及例数要求见表15。

**表 15 牙周科病种及例数要求**

| 病　种 | 最低例数 | 病　种 | 最低例数 |
|---|---|---|---|
| 菌斑性龈炎 | 10 | 慢性牙周炎 | 30 |
| 侵袭性牙周炎 | 3 | 伴全身疾病的牙周炎 | 2 |

（2）基本技能要求及最低例数要求见表 16。

表 16　牙周科基本操作技能及例数要求

| 操作技术名称（术者） | 最低例数 |
|---|---|
| 菌斑控制的指导（包括对正畸、修复患者） | 20 |
| 牙周检查、诊断及综合治疗设计（系统治疗病例） | 20 |
| 全口龈上洁治 | 60 |
| 全口龈下刮治和根面平整 | 20 |
| 牙龈切除术（助手） | 2 |
| 牙龈翻瓣术/牙冠延长术（助手） | 2 |

（3）门诊病历要求：完成 12 份门诊完整病历的收集，其中要求包括菌斑性龈炎 2 例、慢性牙周炎系统治疗 5 例、侵袭性牙周炎 2 例、伴全身疾病的牙周炎 1 例、简单牙周手术 2 例。

（四）儿童口腔科（3 个月）

1. 轮转目的

掌握：接诊儿童患者的方法及病史采集、口腔检查、病历书写方法；建立儿童口腔健康管理的理念；儿童乳牙、年轻恒牙龋病、牙髓病和根尖周病的诊治特点和常规治疗操作；乳恒牙替换特点及乳牙拔除适应证。

熟悉：儿童前牙外伤的诊断、治疗原则及应急处理方法。

了解：儿童咬𬌗诱导的临床意义和基本方法。

2. 基本要求

（1）基本操作技能培训（独立完成）及最低例数要求见表 17。

表 17　儿童口腔科基本操作技能及例数要求

| 操作技术 | 最低例数 | 操作技术 | 最低例数 |
|---|---|---|---|
| 龋齿药物治疗 | 2 | 乳牙拔除 | 20 |
| 乳恒牙龋齿充填术（含安抚和盖髓后充填） | 50 | 间接牙髓治疗术 | |
| 乳牙牙髓摘除术（根管充填术） | 10 | 儿童橡皮障隔湿术 | 5 |

（2）门诊病历要求：10 例病历中要求龋病 4 例，急慢性牙髓炎、根尖周炎 5 例、儿童牙外伤 1 例。

3.操作技能培训的较高要求(独立完成或参与完成)见表18。

### 表18　儿童口腔科操作技能较高要求

| 操作技术 | 最低例数 | 操作技术 | 最低例数 |
|---|---|---|---|
| 年轻恒牙牙髓治疗(含活髓切断术、根尖诱导成形术、牙髓血管再生术或牙根形成术) | 2 | 乳牙牙髓切断术 | 2 |
| 间隙保持器 | 2 | 儿童牙外伤处理 | 2 |

### (五)口腔黏膜科(1个月)

1.轮转目的

掌握:口腔黏膜病的病史采集、检查方法和病历书写;口腔黏膜常见病、多发病的病因、发病机制、临床表现、与系统疾病的关系、诊断与鉴别诊断、治疗原则和处理方法。

熟悉:口腔黏膜病常用药物的适应证、禁忌证及不良反应;口腔黏膜病组织病理活检的适应证及临床操作规范。

了解:某些全身疾病在口腔的表现,如艾滋病、梅毒等。

2.基本要求

(1)学习病种及例数要求见表19。

### 表19　口腔黏膜科病种及例数要求

| 病　种 | 最低例数 | 病　种 | 最低例数 |
|---|---|---|---|
| 复发性口腔溃疡 | 12 | 唇舌疾病 | 3 |
| 扁平苔藓 | 8 | 白斑等癌前病变或癌前状态 | |
| 单纯疱疹 | 2 | 大疱类疾病 | 1 |
| 口腔白色念珠菌感染 | 3 | 其他 | 8 |

(2)基本技能要求及最低例数要求见表20。

### 表20　口腔黏膜科基本操作技能及例数要求

| 操作技术(助手) | 最低例数 | 操作技术(助手) | 最低例数 |
|---|---|---|---|
| 复发性口腔溃疡的治疗 | 12 | 唇舌疾病的治疗 | 3 |
| 扁平苔藓的治疗 | 8 | 大疱类疾病的治疗 | 1 |
| 单纯疱疹的治疗 | 1 | 其他口腔黏膜病的治疗 | 3 |
| 口腔白色念珠菌感染的治疗 | 3 | 组织病理活检 | 1 |

3.较高要求(在基本要求的基础上还应学习以下疾病和技能)

(1)学习病种:全身疾病在口腔的表现。

(2)临床知识要求:了解某些全身疾病(艾滋病、梅毒等)的口腔表现。通过专题讲座、病例讨论等,加强对罕见病的认识,提高鉴别诊断能力。对临床中接诊的疑难或罕见病例,查阅相关文献,归纳总结,进行病例汇报(1~2例)。

## (六)口腔颌面外科(3个月)

1.轮转目的

掌握:口腔颌面外科各种牙齿的拔除,口腔颌面外科常见病与多发病患者的检查,脓肿切开引流,活组织检查,止血,包扎等技术,常见疾病诊治方案的制定。

熟悉:口腔颌面外科复杂疑难患者的检查与诊治方案的制定,在上级医师指导下参与诊治过程。

了解:新技术、新疗法在口腔颌面外科的临床应用。

2.基本要求

共计3个月(12周),其中口腔颌面外科普通门诊8周,口腔颌面外科门诊手术室2周,专家门诊见习2周。

(1)学习病种及例数要求见表21。

表21 口腔颌面外科门诊病种及例数要求

| 病　　种 | 最低例数 |
|---|---|
| 口腔颌面部创伤 | 4 |
| 口腔颌面部良性肿瘤 | 10 |
| 口腔颌面部恶性肿瘤 | 8 |
| 口腔颌面部感染 | 10 |
| 口腔颌面部畸形 | 10 |

(2)技能培训及最低例数要求见表22。

表22 口腔颌面外科门诊病种及例数要求

| 牙齿拔除 | 最低例数 | 外科门诊小手术 | 最低例数 |
|---|---|---|---|
| 普通牙拔除 | 60 | 牙槽外科手术 | 5 |
| 困难牙拔除(死髓牙、残根或残冠) | 20 | 囊肿刮治术(含开窗术) | 5 |
| 阻生牙、埋伏牙拔除 | 20 | 软组织肿物切除术 | 5 |
| 间隙感染切开引流术 | 3 | 清创缝合术 | 10 |

### (七)口腔修复科(3个月)

1.轮转目的

掌握：口腔修复学的理论知识,正确的临床工作方法,准确采集病史、规范检查、正确书写病历。常见修复体的适应证、设计原则及牙体制备的基本要求,口腔修复科常见疾病的诊治原则和操作技能。常用修复材料的性能和修复体的制作工序;印模制取、各类修复体戴入及调𬌗等常见问题的处理原则。

熟悉：口腔修复学经典著作及相关文献。

了解：口腔修复疑难病例的诊治原则和操作流程。

2.基本要求

(1)常见病种接诊或见习例数要求见表23。

表23　口腔修复科门诊病种及例数要求

| 病　种 | 最低例数 | 病　种 | 最低例数 |
|---|---|---|---|
| 牙体缺损 | 25 | 牙列缺失 | 10 |
| 牙列缺损 | 25 | | |

(2)基本技能要求及最低例数要求见表24。

表24　口腔修复科门诊操作技能及例数要求

| 操作技术 | 最低例数 | 操作技术 | 最低例数 |
|---|---|---|---|
| | | 总义齿(含单颌)的修复 | 1 |
| 可摘局部义齿修复 | 6 | 复杂病例的修复(助手)(如咬重建、固定—活动联合修复或多专业合作的美学修复等) | 1 |
| 贴面、嵌体、冠、桥修复(单位) | 3 | | |
| 各类桩核的修复 | 6 | | |

### (八)口腔正畸科(1个月)

1.轮转目的

巩固所学口腔正畸学的理论知识,了解错𬌗畸形的原因、分类、诊断和矫治原则;了解各类矫治器的设计原则及应用;临床观察固定矫正器简单操作,包括粘带环、结扎、粘托槽等。

**2.培训要求**

(1)选修正畸住院医培训的部分相关课程;了解错𬌗畸形的病因、分类、诊断和矫治原则;熟悉与本学科相关错𬌗畸形的正畸治疗方法。

(2)临床见习:观摩活动矫正器的制作、固定矫治器临床简单操作(包括粘带环、结扎、粘托槽等),掌握托槽、颊管脱落后的临时处理方法。

## (九)口腔颌面影像科(1个月)

**1.轮转目的**

掌握:口腔颌面医学影像学的理论知识;常见口内片、口外片应用范围;口腔颌面部正常及病变 X 线表现。

熟悉:曲面断层、鼻颏位、下颌骨侧位、颧弓轴位等正常影像和解剖标志;常见口腔疾病的 CT 表现。

了解:放射诊断报告书的书写要求;唾液腺造影及唾液腺内镜和颞下颌关节内镜技术;B 超诊断技术。

**2.基本要求**

(1)读片病种及例数要求见表 25。

**表 25　口腔颌面影像科读片病种及例数要求**

| 病　种 | 最低例数 | 病　种 | 最低例数 |
|---|---|---|---|
| 牙体、牙周组织疾病 | 50 | 颌骨囊肿、肿瘤及瘤样病变 | 15 |
| 颌面骨组织炎症 | 10 | 颞下颌关节疾病 | 10 |
| 外伤 | 10 | 唾液腺疾病 | 10 |

(2)基本技能要求及最低例数要求见表 26。

**表 26　口腔颌面影像科基本技能及例数要求**

| 操作技术 | 最低例数 | 操作技术 | 最低例数 |
|---|---|---|---|
| 牙片投照 | 25 | 其他口腔 X 线片、CT 片判读 | 30 |

## (十)口腔急诊(2个月)

**1.轮转目的**

掌握:口腔急症的各类常见疾病及其诊治原则和操作技能。

熟悉:口腔颌面部创伤的应急或初步处理。

了解:颅脑损伤及全身情况的处理原则。

2.基本要求

基本技能培训的内容及例数要求见表27。

表27　口腔急诊基本技能及例数要求

| 操作技术 | 最低例数 | 操作技术 | 最低例数 |
|---|---|---|---|
| 牙痛的鉴别诊断及处置 | 10 | 口腔颌面部软硬组织外伤的处置 | 5 |
| 牙外伤的鉴别诊断及处置 | 5 | 口腔颌面部急性炎症的处置 | 3 |
| 牙周脓肿的鉴别诊断及处置 | 3 | 口腔急性出血的处置 | 3 |

(十一)其他要求

1.参加多专业间病例讨论10次,报告口腔全科综合病例10例(其中5例涉及2个以上口腔亚专科疾病的诊断、治疗,例如牙周手术治疗后的修复或正畸治疗及健康维护等;5例涉及口腔全科向口腔专科的转诊)。

2.加强心理学、伦理学、法律学理论知识和医德医风的培养,培养医患沟通能力。

3.完成病例报告和口腔专业英文文献翻译各1篇(属较高标准,可酌情实施)。

4.外语、教学、科研等能力的要求:相关文献综述或读书报告1篇;参与教学、科研活动。

# 住院医师规范化培训基地评估指标（2021 年修订版）

培训基地（医院）名称：

| 评估项目 | | | 评估内容 | 评分标准 | 现场评估方式 | 分值 | 得分 | 扣分原因 |
|---|---|---|---|---|---|---|---|---|
| 一级指标 | 二级指标 | 三级指标★为核心指标 | | | | | | |
| 1.基本条件（15分） | 1.1 医院情况 | 1.1.1 培训基地基本条件★ | 专业基地基本条件与建设 | 符合标准，得3分；各专业基地1项不符合标准，得2分；各专业基地2项不符合标准，得1分；各专业基地3项及以上不符合标准，不得分 | 查看医院相关材料，重点核查医疗机构执业许可证；相关科室设置；按照基地标准要求培训基地（医院）及专业基地提供的相关数据指标，包括门急诊量、住院量，各专业基地的实际床位数、疾病和技能操作种类及数量、培训容量核定的合理性等。（要求细化） | 3 | | |
| | 1.2 培训设施及信息系统 | 1.2.1 培训设施 | 示教室、图书馆（包括电子图书）及信息检索系统（含手机端） | 1.各专业基地有满足培训需求的示教室，得0.2分；没有或不满足培训需求，不得分；2.有图书馆或阅览室，得0.1分；没有，不得分；3.图书种类齐全、数量满足培训需求，得0.1分；不满足培训需求，不得分；4.有免费提供住院医师学习使用的文献检索系统，且住院医师利用率较高，得0.2分；有系统，利用率不高，得0.1分；没有系统，不得分；5.对住院医师开放使用，有借阅记录（或后台使用记录），得0.1分；不符合要求，不得分 | 现场考察，查看相关资料和信息平台登录使用的方便性 | 0.7 | | |
| | | 1.2.2 信息系统 | 网络信息管理平台 | 有用于住培管理的网络信息管理平台，且平台能满足培训需求，得0.3分；有平台但不满足培训需求，得0.2分；无平台，不得分 | | 0.3 | | |

| 评估项目 | | | 评估内容 | 评分标准 | 现场评估方式 | 分值 | 得分 | 扣分原因 |
|---|---|---|---|---|---|---|---|---|
| 一级指标 | 二级指标 | 三级指标★为核心指标 | | | | | | |
| 1.基本条件(15分) | 1.3临床技能培训中心 | 1.3.1设施设备 | 建筑面积与训练设备配备 | 面积不小于600平方米(专科医院符合培训基地标准的相关要求),且设施设备满足培训需求,得1分;不符合标准或不满足培训需求,不得分 | 1.现场考察,查看原始记录;2.访谈3名以上住院医师 | 1 | | |
| | | 1.3.2人员配备 | 专职管理人员与专(兼)职指导医师 | 有专人管理且有对应专业专(兼)职指导医师,通过相关的专业培训,满足培训需求,得1分;仅有专人管理或仅有对应专业专(兼)职指导医师,通过相关的专业培训,满足部分培训需求,得0.5分;仅有兼职人员管理或无对应专业专(兼)职指导医师,且不满足培训需求,不得分 | 1.现场考察,查看原始记录;2.访谈3名以上住院医师 | 1 | | |
| | | 1.3.3管理情况 | 管理规章制度、培训计划与工作实施 | 有培训管理规章制度、培训项目标准,培训计划体现分层分级、符合专业特点,且有效落实,得2分;有培训管理规章制度、培训项目培训标准、培训计划,但计划制定不科学或未按计划实施,得1分;培训管理规章制度不健全,无培训计划或未落实,不得分 | | 2 | | |
| | 1.4全科医学科 | 1.4.1学科建设★ | 综合医院全科医学科设置与工作开展情况 | 全科医学科独立设置,且有符合教学要求的全科门诊、全科病房,规范带教,得3分;有独立设置的全科医学科但未规范带教,得1分;综合医院未独立设置全科医学科,或全科医学科虽独立设置但不符合标准要求的,撤销培训基地资格 | 现场考察,查看相关资料,重点核查医疗机构执业许可证,全科医学科成立与科室人员任命文件、开展培训,有培训对象等。非综合医院设置了全科专业基地的,参考本指标评估;未设置全科专业基地的不评估此项指标 | 3 | | |
| | | 1.4.2基层实践基地 | 基本条件与管理 | 1.基层实践基地基本条件符合住院医师规范化培训基地标准,得0.5分;有1项不符合,不得分;2.培训基地每年至少对基层实践基地住院医师培训工作进行6次规范的指导与考核,得1分;组织5次,得0.5分;组织4次及以下,不得分;3.基层实践基地按照住院医师规范化培训内容与标准开展临床教学实践活动,得0.5分;不符合标准,不得分 | 现场考察,查看相关资料 | 2 | | |

续表

| 评估项目 | | | 评估内容 | 评分标准 | 现场评估方式 | 分值 | 得分 | 扣分原因 |
|---|---|---|---|---|---|---|---|---|
| 一级指标 | 二级指标 | 三级指标★为核心指标 | | | | | | |
| 1.基本条件(15分) | 1.5协同单位 | 1.5.1协同单位建设★ | 培训基地对协同单位的管理与指导协同单位培训工作 | 1.按需设置协同单位且签订协同培养协议(新增要求),明确培训基地与协同单位职责任务,培训基地负总责,协同单位在约定的有限专业、有限内容和有限时间内开展培训活动,培训基地对协同单位每季度至少开展1次以上的定期指导且认真规范,得2分;每年组织3次,得1分;每年组织2次及以下,不得分;<br>2.培训基地非必需设置了协同单位,对培训基地要求限期整改(新增要求);<br>3.培训基地非必需设置了多个协同单位,或按需设置的协同单位独立招收住院医师,超出协同范围培养住院医师,对培训基地要求限期整改,情节严重的撤销培训基地资格(新增要求) | 1.查看原始资料;<br>2.核实培训基地、协同单位住培管理人员;<br>3.访谈指导医师和住院医师 | 2 | | |
| 2.培训管理(23.5分) | 2.1培训体系 | 2.1.1培训基地★ | 院领导履职与组织管理 | 1.落实主要领导负责制(表述有变化),医院领导班子每年至少组织2次专题会议及时研究并有效解决住培工作相关问题,得1分;每年组织1次,得0.5分;未组织,不得分;<br>2.建立住培工作领导小组且履职到位,每季度有效组织开展活动≥1次,得1分;履职不到位或未开展活动,不得分;<br>3.培训基地、职能管理部门、专业基地(轮转科室)三级管理机构健全,得0.5分;组织不健全,不得分;<br>4.医院年度工作计划、年度工作总结有明确的住培工作内容,得0.5分;没有,不得分 | 1.查看文件及相关资料;<br>2.查看医院年度计划、半年总结、年终总结、院办公会记录或党委会记录等材料 | 3 | | |

| 评估项目 | | | 评估内容 | 评分标准 | 现场评估方式 | 分值 | 得分 | 扣分原因 |
|---|---|---|---|---|---|---|---|---|
| 一级指标 | 二级指标 | 三级指标★为核心指标 | | | | | | |
| 2.培训管理（23.5分） | 2.1培训体系 | 2.1.2职能管理部门 | 职能管理部门设置与协调工作落实 | 1.住培职能管理部门职责明确，与其他相关职能部门密切协作，共同落实好住培管理责任，得0.5分；职责不明确或作用发挥不好，不得分；2.有胜任岗位的专职管理人员，在培住院医师（含在读临床、口腔硕士专业学位研究生，下同）人数＜200，专职管理人员不少于2人；200≤在培住院医师数＜500，专职管理人员不少于4人；在培住院医师数≥500，专职管理人员与在培住院医师比例应为1∶100。（要求有变化）达到上述要求，得1分；达不到上述要求，专职管理人员少1人，得0.5分；专职管理人员少2人，不得分 | 1.查看文件及相关资料，查看原始资料；2.访谈职能部门管理人员和财务、人事等部门管理人员 | 1.5 | | |
| | | 2.1.3专业基地 | 人员设置与组织管理 | 专业基地设置本专业基地负责人、教学主任、教学秘书和教学小组，轮转科室设置教学主任、教学秘书和临床带教小组，组织健全，职责明确，并有效发挥作用，得1.5分；组织健全，职责明确但未有效发挥作用，得0.5分；组织不健全或职责不明确，不得分 | 查看文件及相关资料，访谈指导医师和住院医师 | 1.5 | | |
| | 2.2过程管理 | 2.2.1招收管理★ | 招收实施 | 1.各专业基地容量测算符合要求，得1分；1个专业基地不符合要求，得0.5分；2个专业基地不符合要求，不得分（要求有变化）；2.各专业基地在培住院医师人数不超过培训容量，得1分；超过容量，不得分；连续两年超过培训容量，撤销专业基地资格（新增要求）；3.在不超过培训容量的前提下，完成紧缺专业招收任务，得2分（得分比重增加）；紧缺专业招收任务未完成，不得分；4.招收外单位委派的培训对象和面向社会招收的培训对象占比≥60%，且有一定数量的应届本科毕业生，得1分；40%≤占比＜60%，得0.5分；占比＜40%，不得分；5.培训基地招收简章明确住院医师培训期间待遇且与实际执行一致，得1.5分；不明确或不一致，不得分 | 查看容量统计、上年度招收计划，核实上年度的各专业实际招收情况，查看住院医师花名册、近3年招收住院医师人员名册；查看招收简章，访谈住院医师 | 6.5 | | |

续表

| 评估项目 | | | 评估内容 | 评分标准 | 现场评估方式 | 分值 | 得分 | 扣分原因 |
|---|---|---|---|---|---|---|---|---|
| 一级指标 | 二级指标 | 三级指标★为核心指标 | | | | | | |
| 2.培训管理（23.5分） | 2.2过程管理 | 2.2.2入院和入科教育 | 内容与落实 | 1.入院教育规范实施,包括医院情况、职业道德、公共理论、培养计划与要求、人际沟通与团队合作、临床基础知识和基本技能训练与考核等内容,且有专人严格组织实施,得1分;不规范实施或未实施,不得分;<br>2.入科教育规范实施,包括科室情况、工作流程、规章制度、培养计划与要求、临床基础知识和基本技能训练与考核等内容,培训与考核要体现科室岗位基本需求特点,且有专人严格组织实施,得1分;不规范实施或未实施或不体现科室岗位基本需求特点,不得分 | 查看相关资料,访谈指导医师和住院医师 | 2 | | |
| | | 2.2.3轮转管理★ | 轮转计划制订与执行 | 根据《住院医师规范化培训内容与标准(试行)》要求,职能管理部门会同专业基地制定科学合理的轮转计划(含制订说明),体现岗位胜任、分层递进的培训理念,且严格落实,得3分;职能管理部门会同专业基地制定轮转计划(含制订说明),且严格落实,得2分;职能管理部门统一制定轮转计划(含制订说明),且落实,得1分;1人没有执行轮转计划,随意调整轮转计划且不科学或不轮转,或科室轮转不符合要求,不得分 | 查看相关资料,访谈管理人员、指导医师和住院医师,现场核对在岗人员情况 | 3 | | |
| | | 2.2.4考核管理★ | 过程考核制度与落实 | 1.有考核管理规定,包括医德医风、临床职业素养、出勤情况、临床实践能力、培训指标完成情况和参加业务学习情况等内容,并严格落实,得1分;无管理规定或不规范,不得分<br>2.出科考核(理论与技能)落实情况好,体现专业特点和岗位胜任、分层递进的培训理念,得1分;未落实或不规范或不体现专业特点或不体现岗位胜任、分层递进的培训理念,不得分<br>3.年度考核(理论和技能)落实情况好,体现岗位胜任、分层递进的培训理念,得1分;未落实或不规范或不体现岗位胜任、分层递进的培训理念,不得分 | 1.查看文件及相关资料;<br>2.抽查2～3个轮转科室相关资料;<br>3.查看过程考核相关原始记录 | 3 | | |

| 评估项目 | | | 评估内容 | 评分标准 | 现场评估方式 | 分值 | 得分 | 扣分原因 |
|---|---|---|---|---|---|---|---|---|
| 一级指标 | 二级指标 | 三级指标★为核心指标 | | | | | | |
| 2.培训管理（23.5分） | 2.2过程管理 | 2.2.5院级督导★ | 制度与实施 | 每年开展4次及以上院级督导，每次督导有目标、有组织、有计划、有内容、有结果、有整改的具体措施和落实效果，得2分；按要求组织3次，得1分；按要求组织2次及以下，不按要求组织，无结果运用或形式化或无效果，不得分 | 查看原始资料，访谈住院医师和指导医师 | 2 | | |
| | | 2.2.6住培月度监测工作 | 填报情况 | 月度监测填报及时、准确，且由主要负责人审核，得0.5分；不按要求填报，不得分 | 查看住培信息管理平台相关工作记录 | 0.5 | | |
| | | 2.2.7沟通反馈 | 顺畅性与实用性 | 有顺畅的沟通反馈机制，能及时掌握住院医师和指导医师的意见建议，相关记录完整，且能有效反馈和解决具体问题，得0.5分；无沟通反馈机制或沟通不畅，不得分 | 查看原始资料，访谈住院医师和指导医师 | 0.5 | | |
| 3.师资管理（15分） | 3.1管理规定 | 3.1.1带教师资管理 | 管理机制运行 | 科学制定住培带教师资管理规定，有遴选、培训、聘任、考核、激励和退出机制，轮转科室按规定为每位住院医师配置1名指导医师，并严格落实，得2分；有管理规定，部分落实管理机制，得1分；无管理规定或未落实管理机制，不得分 | 查看文件及相关资料，访谈指导医师和住院医师 | 2 | | |
| | | 3.1.2导师管理 | 管理机制运行 | 科学制定住培导师管理规定，有遴选、培训、聘任、考核、激励和退出机制，为每位住院医师配置1名相对固定的指导医师作为导师，负责培训期间的全程指导，并联系紧密，得1分；无管理规定或未落实管理机制，不得分 | 查看文件及相关资料，访谈指导医师和住院医师 | 1 | | |
| | 3.2师资培训 | 3.2.1院级培训 | 师资参加院级培训 | 制定和落实师资培训制度，每年有规范的培训计划，指导医师参加院级培训率100%，得1分；不符合上述要求，不得分 | 查看培训资料、培训名单和证书 | 1 | | |
| | | 3.2.2省级及以上培训 | 师资参加省级及以上培训 | 近5年内（时间放宽），每个专业基地负责人、教学主任、教学秘书，每个轮转科室至少1名以上骨干指导医师经过省级及以上的师资培训，得2分；有1个轮转科室少于1名，得1分；有2个及以上轮转科室少于1名，不得分 | 查看培训名单、证书，核查专业覆盖率 | 2 | | |

**续表**

| 评估项目 | | | 评估内容 | 评分标准 | 现场评估方式 | 分值 | 得分 | 扣分原因 |
|---|---|---|---|---|---|---|---|---|
| 一级指标 | 二级指标 | 三级指标★为核心指标 | | | | | | |
| 3.师资管理（15分） | 3.3师资评价 | 3.3.1带教评价 | 对指导医师的评价机制 | 建立住院医师对指导医师评价机制，指标设置科学，能反映指导医师的带教意识、能力、作风和效果，评价结果真实客观，有反馈和整改措施，且将测评结果纳入指导医师总体评价，得3分；有评价，有整改，但未将测评结果纳入指导医师总体评价，得2分；仅有评价或未开展评价，不得分 | 查看原始资料，访谈住院医师 | 3 | | |
| | | 3.3.2同等施教★ | 指导医师对住院医师同等施教 | 指导医师对外单位委派的住院医师、面向社会招收的住院医师与本院住院医师一视同仁，使其享受同等的教学资源和培训机会，得2分；未同等施教，或故意降低对本院住院医师要求的同等施教（新增要求），不得分 | 组织三类住院医师进行现场访谈；查看住院医师执业资格注册情况 | 2 | | |
| | 3.4绩效考核 | 3.4.1教学实践活动考核★ | 教学实践活动占绩效考核 | 建立教学实践活动绩效管理制度，培训基地将教学实践活动与各专业基地或轮转科室绩效考核挂钩（表述细化），且绩效考核不低于考核总分的8%，考核结果与技术职务晋升挂钩。各专业基地或轮转科室二次分配中将专业基地负责人、教学主任、教学秘书的教学管理活动和指导医师的带教活动纳入个人绩效考核范围，得4分；绩效考核占考核总分的5%～8%，且考核结果与技术职务晋升挂钩，得2分；低于5%或不纳入或与晋升不挂钩或与晋升挂钩但激励力度过弱，不得分 | 查看相关制度、文件和会议纪要等原始资料，抽查2～3名指导医师座谈与访谈 | 4 | | |
| 4.培训质量（26.5分） | 4.1住院医师评价 | 4.1.1综合评价 | 实施与运用 | 指导医师、科室护士、其他有关专业人员和管理人员对住院医师实施综合评价，指标设置科学，能反映住院医师的实际表现，且进行有效分析和结果的正确运用，得3分；有综合评价，指标设置欠科学，部分指标未能反映住院医师的实际表现，分析和运用不充分，得1分；未实施综合评价，不得分 | 查看综合评价原始资料 | 3 | | |

| 评估项目 | | | 评估内容 | 评分标准 | 现场评估方式 | 分值 | 得分 | 扣分原因 |
|---|---|---|---|---|---|---|---|---|
| 一级指标 | 二级指标 | 三级指标★为核心指标 | | | | | | |
| 4.培训质量（26.5分） | 4.2培训通过率 | 4.2.1结业考核★ | 住院医师首次参加结业考核的通过率 | 通过率≥全国平均通过率(要求有变化)，得5分；通过率＜全国平均通过率，但通过率≥本省(区、市)平均通过率，得3分；在平均通过率的基础上，每提高5个百分点，加0.5分，最多得4分；通过率＜本省(区、市)平均通过率，不得分。(通过率＝上一年度首次参加结业考核通过的人数/上一年度首次参加结业考核总人数) | 查看结业考核成绩记录及相关材料 | 5 | | |
| | | 4.2.2执业医师资格考试 | 住院医师首次参加执业医师资格考试的通过率 | 通过率≥全国平均通过率(要求有变化)，得2分；通过率＜全国平均通过率，但通过率≥本省(区、市)平均通过率，得1分；在平均通过率的基础上，每提高5个百分点，加0.3分，最多得1.5分；通过率＜本省(区、市)平均通过率，不得分。(通过率＝上一年度首次参加考试通过的人数/上一年度首次参加考试总人数) | 查看考试成绩记录及相关材料 | 2 | | |
| | | 4.2.3年度业务水平测试结果★(新增指标) | 住院医师参加年度业务水平测试结果排名 | 综合排名位于全国排名前20%的，得1.5分；综合排名位于全国排名前20%～40%的，得1分；综合排名位于全国排名40%以下的，不得分 | 查看测试成绩记录及相关材料 | 1.5 | | |
| | 4.3专业基地培训质量 | 4.3.1专业基地现场评估★ | 专业基地质量控制 | 受评专业基地"质量控制(总分35分)"得分的平均得分，平均得分≥32分，得15分；平均得分≥30分，得12分；平均得分≥28分，得9分；平均得分≥24分，得6分；平均得分＜24分，不得分(要求细化) | 计算受评专业基地"质量控制"得分的平均得分，得9分以下为该核心指标不合格(新增要求) | 15 | | |

续表

| 评估项目 | | | 评估内容 | 评分标准 | 现场评估方式 | 分值 | 得分 | 扣分原因 |
|---|---|---|---|---|---|---|---|---|
| 一级指标 | 二级指标 | 三级指标★为核心指标 | | | | | | |
| 5.保障措施（20分） | 5.1专项经费 | 5.1.1专账管理★ | 住培经费使用的规范性 | 建立住培经费专项账户,规范使用中央财政(年人均3万元经常性补助经费)、地方财政补助经费,得2分;有1项不符合要求或被省级及以上卫生健康行政部门通报经费使用不规范问题的(新增要求),不得分 | 查看本年度财务报表等相关资料 | 2 | | |
| | | 5.1.2教学补助★ | 住培专项经费用于教学活动补助使用 | 落实上级财政补助经费用于培训基地教学实践活动,主要包括讲课、带教、教学管理等教学补助,有院内使用规定,专款专用,规范使用,无积压沉淀,得3分;有1项不符合要求,不得分 | 查看本年度财务报表,访谈有关人员 | 3 | | |
| | | 5.1.3住院医师补助★ | 住院医师收入 | 1.培训基地制定相关办法,明确规定不同学历、不同年资住院医师培训期间的收入水平,且有效落实,得2分;达不到要求,不得分。2.面向社会招收的培训对象生活补助标准参照培训基地同等条件住院医师工资水平确定,由培训基地依考核发放,得2分;达不到要求,不得分。3.委派单位发放的工资低于培训基地同等条件住院医师工资水平的部分,由培训基地按照本院同等条件住院医师工资水平依考核发放,得2分;达不到要求,不得分(全部为面向社会招收的培训对象或外单位委派的培训对象的培训基地,参照对应要求,符合标准,得4分) | 查看财务部门提供本年度待遇发放流水单,抽查3～5名住院医师收入情况 | 6 | | |
| | 5.2相关措施 | 5.2.1生活保障 | 为住院医师提供住宿或住宿补贴 | 以提供住宿、适当住宿补贴、缴纳住房公积金等方式,合理保障住院医师生活待遇,有其中任意一项的(表述有变化),得1分;以上均无,不得分 | 现场考察,访谈住院医师,查看相关资料 | 1 | | |
| | | 5.2.2专业基地绩效考核 | 与过程考核和结业考核挂钩及落实 | 将住培年度业务水平测试、首次执业医师资格考试通过率和结业考核通过率与专业基地年度综合目标绩效考核紧密挂钩,且严格有效落实,得2分;有挂钩且落实,但挂钩比例少于年度综合目标绩效考核总分的10%,得1分;无挂钩,或未落实,不得分 | 查看相关制度、文件、会议纪要和实施情况相关资料 | 2 | | |

| 评估项目 | | | 评估内容 | 评分标准 | 现场评估方式 | 分值 | 得分 | 扣分原因 |
|---|---|---|---|---|---|---|---|---|
| 一级指标 | 二级指标 | 三级指标★为核心指标 | | | | | | |
| 5.保障措施(20分) | 5.2相关措施 | 5.2.3签订合同/协议★ | 培训基地与住院医师签订合同或协议 | 1.培训基地与面向社会招收的培训对象签订劳动合同(新增要求),与其他的住院医师按规定签订培训协议,约定有关事项,得1分;未签订合同或协议,不得分;2.培训基地未聘用培训中和服务期内的外单位委派住院医师,未招收服务期内的农村订单定向免费培养医学毕业生参加全科专业以外的住培,未聘用服务期或违约中的农村订单定向免费培养医学毕业生,落实上述要求,得1分;未落实上述要求,不得分,并要求培训基地限期整改(新增表述) | 查看相关资料、协议原件,访谈住院医师 | 2 | | |
| | | 5.2.4资助参加社会保障 | 面向社会招收的住院医师参加社会保险 | 培训基地资助面向社会招收的住院医师参加"五险一金"(表述细化),得1分;未面向社会招收住院医师或未资助面向社会招收的住院医师参加"五险一金",不得分 | 查看社会保障卡号,访谈住院医师 | 1 | | |
| | | 5.2.5激励机制 | 对指导医师和住院医师教学双方积极性的提高情况 | 1.积极开展评优树先活动,对优秀的指导医师予以奖励,提高指导医师教学工作积极性,得1分;未落实,不得分;2.积极开展评优树先活动,对优秀的住院医师予以奖励,提高住院医师培训学习积极性,得1分;未落实,不得分 | 查看相关制度、文件、实施情况等原始资料,抽查2~3名指导医师座谈与访谈 | 2 | | |
| | | 5.2.6住培宣传 | 工作开展 | 1.有宣传工作制度、通讯员,得0.5分;无,不得分;2.每年在主流媒体至少发表2篇宣传稿件,得0.5分;无,不得分 | 查看相关制度、稿件发表记录等资料 | 1 | | |
| 小计 | | | | | | 100 | | |
| 6.加分项目(10分) | 6.1招收工作 | 6.1.1紧缺专业招收工作落实情况 | 创新工作办法,采取有力措施,超额完成全科、儿科、精神科、妇产科、麻醉科等紧缺专业招收计划 | 培训基地招收人数在未超过培训容量的前提下,超额完成包括全科在内的3个及以上紧缺专业招收任务的,得3分;超额完成包括全科在内的2个紧缺专业招收任务,得2分;超额完成全科专业招收任务,得1分;未超额完成全科专业招收任务,不得分 | 查看上年度招收计划,核实上年度的紧缺专业实际招收情况,查看住院医师花名册 | 3 | | |

续表

| 评估项目 | | | 评估内容 | 评分标准 | 现场评估方式 | 分值 | 得分 | 扣分原因 |
|---|---|---|---|---|---|---|---|---|
| 一级指标 | 二级指标 | 三级指标★为核心指标 | | | | | | |
| 6.加分项目(10分) | 6.2培训特色 | 6.2.1培训工作特色 | 课题研究及工作创新 | 近3年(时间放宽)有住院医师规范化培训相关课题研究或论文成果(省级及以上级别),培训工作有探索创新,或在全国大会交流发言,得1分;无,不得分 | 查看原始材料 | 1 | | |
| | 6.3社会贡献 | 6.3.1参与国家住培相关工作 | 参与国家住培政策研究、评估督导、结业考核题库建设、年度业务水平测试等工作 | 近3年(新增时间条件)均有或人次数超过10次,得2分;有其中两项参与或人次数超过5次,得1分;有其中一项参与,得0.5分;无,不得分 | 查看相关证明材料 | 2 | | |
| | 6.4评优评先 | 6.4.1获得省级及以上荣誉 | 获得省级及以上优秀指导医师、优秀住院医师等 | 近3年(新增时间条件)有2个及以上获得省级及以上荣誉的,得1分;有1个获得省级及以上荣誉的,得0.5分;无,不得分 | | 1 | | |
| | 6.5对口帮扶 | 6.5.1援疆援藏 | 援疆援藏住院医师结业考核通过率 | 通过率≥本区平均通过率,得1.5分;通过率<本区平均通过率,不得分 | 查看相关记录和接收的住院医师名单及协议 | 1.5 | | |
| | | 6.5.2省域内帮扶 | 开展对口支援,接收脱贫地区住院医师参加培训 | 有,得0.5分;无,不得分 | | 0.5 | | |
| | | 6.5.3省域间帮扶 | 开展对口支援,培训西部省份的住院医师或指导医师 | 1.接收西部省份的住院医师参加规范化培训,且通过率≥本省(区、市)平均通过率(新增要求)得0.5分;2.接收西部省份的指导医师参加师资培训,得0.5分;3.无,不得分 | 查看相关记录和接收的住院医师或指导医师名单及协议 | 1 | | |
| 小计 | | | | | | 10 | | |

| 评估项目 | | | 评估内容 | 评分标准 | 现场评估方式 | 分值 | 得分 | 扣分原因 |
|---|---|---|---|---|---|---|---|---|
| 一级指标 | 二级指标 | 三级指标★为核心指标 | | | | | | |
| | | | 合计 | | | 110 | | |

备注:

1. 一级指标 5 项,二级指标 16 项,三级指标 40 个,共 100 分,其中核心指标 17 个,共 66 分;另有加分项 10 分,加分项单列,不计入评估分值。

2. 单个核心指标达标判定:单个核心指标得分率≥70%为达标,<70%为不达标。

3. 评定结论分为合格、基本合格、限期整改(黄牌)、撤销资格(红牌)四个等级,具体评定如下。(1)合格:评估分值≥80 分,且核心指标达标数≥14 个。(2)基本合格:70 分≤评估分值<80 分,且核心指标达标数≥11 个。(3)限期整改(黄牌):60 分≤评估分值<70 分,或 7 个<核心指标达标数≤10 个。(4)撤销资格(红牌):评估分值<60 分,或核心指标达标数≤7 个。

4. 分层递进的培训理念,是指根据培养对象的不同培训年限和能力素质要求,设置并实施递进上升、符合岗位胜任的阶段性培训目标,以达到培养独立、规范地承担相关专业常见病多发病诊疗工作的合格临床医师的总目标。

5. 培训基地聘用委培单位服务期内或违约农村订单定向免费培养医学毕业生的,以及招收违约农村订单定向免费培养医学毕业生参加全科专业以外的住培的,每聘用或招收 1 名扣 10 分。

6. 在培住院医师均含在读临床医学、口腔医学专业学位硕士研究生数。

专家签字: 日期: 年 月 日

备注:表中对 2021 版培训基地评估指标新增的指标要求进行了重点标注

# 2019 年住院医师规范化培训基地
# 评估指标——培训基地

培训基地(医院)名称:浙江大学医学院附属口腔医院

| 评估项目 | | | 评估内容 | 评分标准 | 现场评估方式 | 分值 | 得分 | 扣分原因 |
|---|---|---|---|---|---|---|---|---|
| 一级指标 | 二级指标 | 三级指标★为核心指标 | | | | | | |
| 1.基本条件(15分) | 1.1医院情况 | 1.1.1培训基地基本条件★ | 专业基地基本条件及建设情况 | 1.符合标准,得3分;<br>2.各专业基地1项不符合标准,得2分;<br>3.各专业基地2项不符合标准,得1分;<br>4.各专业基地3项及以上不符合标准,不得分 | 查看医院相关材料(重点核查医疗机构执业许可证,医院及专业基地相关数据指标) | 3 | | |
| | 1.2培训设施及信息系统 | 1.2.1培训设施 | 示教室、图书馆(包括电子图书)情况 | 1.各专业基地有满足培训需求的示教室,得0.2分;没有或不满足培训需求,不得分;<br>2.有图书馆或阅览室,得0.1分;没有,不得分;<br>3.图书种类齐全、数量满足培训需求,得0.1分;不满足培训需求,不得分;<br>4.对住院医师开放使用,有借阅记录(或后台使用记录),得0.1分;不符合要求,不得分 | 现场考察,查看相关资料 | 0.5 | | |
| | | 1.2.2信息系统 | 网络信息管理平台及信息检索系统(含手机端) | 1.有用于住培管理的网络信息管理平台,且平台能满足培训需求,得0.3分;有平台但不满足培训需求,得0.2分;无平台,不得分;<br>2.有可供住院医师学习使用的文献检索系统,且住院医师利用率较高,得0.2分;有系统,利用率不高,得0.1分;没有系统,不得分 | | 0.5 | | |

| 评估项目 | | | 评估内容 | 评分标准 | 现场评估方式 | 分值 | 得分 | 扣分原因 |
|---|---|---|---|---|---|---|---|---|
| 一级指标 | 二级指标 | 三级指标★为核心指标 | | | | | | |
| 1. 基本条件（15分） | 1.3 临床技能培训中心 | 1.3.1 设施设备 | 建筑面积和训练设备配备情况 | 1.面积不低于600平方米（专科医院符合培训基地认定标准相关要求），且设施设备满足培训需求，得1分；<br>2.不符合标准或不满足培训需求，不得分 | 1.现场考察，查看原始记录；<br>2.访谈3名以上住院医师 | 1 | | |
| | | 1.3.2 人员配备 | 专职人员及专（兼）职指导医师 | 1.有专人管理且有对应专业专（兼）职指导医师，通过相关的专业培训，满足培训需求，得1分；<br>2.仅有专人管理或仅有对应专业专（兼）职指导医师，通过相关的专业培训，满足部分培训需求，得0.5分；<br>3.仅有兼职人员管理或无对应专业专（兼）职指导医师，且不满足培训需求，不得分 | 1.现场考察，查看原始记录；<br>2.访谈3名以上住院医师 | 1 | | |
| | | 1.3.3 管理情况 | 管理制度（规定）、培训计划及工作实施情况 | 1.有培训管理制度（规定）、项目培训标准，培训计划体现分层分级、符合专业特点，且有效落实，得2分；<br>2.有培训管理制度（规定）、项目培训标准，培训计划，但计划制定不科学或未按计划实施，得1分；<br>3.培训管理制度（规定）不健全，无培训计划或未落实，不得分 | | 2 | | |
| | 1.4 全科医学科 | 1.4.1 学科建设★ | 综合医院全科医学科设置及工作开展情况 | 1.全科医学科独立设置，且有符合教学要求的全科门诊、全科病房，规范带教，得3分；<br>2.独立设置全科门诊，并规范开展带教，得2分；<br>3.仅有挂靠运行的全科门诊，不得分 | 现场考察，查看相关资料（重点核查医疗机构执业许可证，全科医学科成立与科主任任命文件、开展培训、有培训对象以及内网业务工作流程） | 3 | | |
| | | 1.4.2 基层实践基地 | 基本条件与管理情况 | 1.基层实践基地基本条件符合《住院医师规范化培训基地认定标准（试行）》，得0.5分；有1项不符合，不得分；<br>2.培训基地每年至少对基层实践基地住院医师培训工作进行6次以上规范的指导与考核，得1分；组织5次，得0.5分；组织4次及以下，不得分；<br>3.基层实践基地按照《住院医师规范化培训内容与标准（试行）》开展临床教学实践活动，得0.5分；不符合标准，不得分 | 现场考察，查看相关资料 | 2 | | |

**续表**

| 评估项目 | | | 评估内容 | 评分标准 | 现场评估方式 | 分值 | 得分 | 扣分原因 |
|---|---|---|---|---|---|---|---|---|
| 一级指标 | 二级指标 | 三级指标★为核心指标 | | | | | | |
| 1.基本条件(15分) | 1.5协同单位 | 1.5.1协同单位建设★ | 培训基地对协同单位的管理与指导协同单位培训工作情况 | 1.签订协议,明确培训基地与协同单位职责任务,培训基地负总责,协同单位在约定的有限专业、有限内容和有限时间内开展培训活动,培训基地对协同单位每季度至少开展1次以上的定期指导且认真规范,得2分;每年组织3次,得1分;每年组织2次及以下,不得分;2.协同单位独立招收住院医师或培训超过有限专业、有限内容和有限时间的,培训基地此项不得分 | 1.查看原始资料;2.核实培训基地、协同单位住培管理人员;3.访谈指导医师和住院医师 | 2 | | |
| 2.培训管理(25分) | 2.1培训体系 | 2.1.1培训基地★ | 院领导履职及组织管理情况 | 1.落实"一把手"负责制,医院领导班子每年至少组织2次专题会议及时研究并有效解决住培工作相关问题,得1分;每年组织1次,得0.5分;未组织,不得分;2.建立住培工作领导小组且履职到位,每季度有效组织开展活动≥1次,得1分;履职不到位或未开展活动,不得分;3.培训基地、职能管理部门、专业基地(轮转科室)三级管理机构健全,得0.5分;组织不健全,不得分;4.医院年度工作计划、年度工作总结有明确的住培工作内容,得0.5分;没有,不得分 | 1.查看文件及相关资料;2.查看医院年度计划、半年总结、年终总结、院办公会记录或党委会记录等材料 | 3 | | |
| | | 2.1.2职能管理部门 | 职能管理部门设置与协调工作落实情况 | 1.住培职能管理部门职责明确,与其他相关职能部门密切协作,共同落实好住培管理责任,得0.5分;职责不明确或作用发挥不好,不得分;2.有胜任岗位的专职管理人员,在培院医师(含在读临床、口腔硕士专业学位研究生,下同)人数<200人,专职管理人员不少于2人;200人≤在培住院医师数<500人,专职管理人员与在培住院医师比例应为1∶100;在培住院医师数≥500人,专职管理人员5人以上。达到上述要求,得1分;达不到上述要求,专职管理人员少1人,得0.5分;专职管理人员少2人,不得分 | 1.查看文件及相关资料,查看原始资料;2.访谈职能部门管理人员和财务、人事等部门管理人员 | 1.5 | | |

| 评估项目 | | | 评估内容 | 评分标准 | 现场评估方式 | 分值 | 得分 | 扣分原因 |
|---|---|---|---|---|---|---|---|---|
| 一级指标 | 二级指标 | 三级指标★为核心指标 | | | | | | |
| 2.培训管理(25分) | 2.1培训体系 | 2.1.3专业基地 | 人员设置及组织管理情况 | 1.专业基地设置本专业基地负责人、教学主任、教学秘书和教学小组,轮转科室设置教学主任、教学秘书和临床带教小组,组织健全,职责明确,并有效发挥作用,得1.5分;<br>2.组织健全,职责明确但未有效发挥作用,得0.5分;<br>3.组织不健全或职责不明确,不得分 | 查看文件及相关资料,访谈指导医师和住院医师 | 1.5 | | |
| | 2.2制度与落实 | 2.2.1招收管理★ | 招收实施情况 | 1.各专业基地容量测算符合要求,得2分;1个专业基地不符合要求,得1.5分;2个专业基地不符合要求,得1分;3个及以上专业基地不符合要求,不得分;<br>2.各专业基地在培住院医师人数不超过培训容量,得1分;超过容量,不得分;<br>3.每完成1个紧缺专业(全科、儿科、精神科、妇产科、麻醉科)招收任务,得0.5分;紧缺专业招收任务均未完成,不得分;<br>4.招收外单位委派培训对象和面向社会招收培训对象占比≥60%,且有一定数量的应届本科毕业生,得1分;40%≤占比<60%,得0.5分;占比<40%,不得分;<br>5.培训基地招收简章明确住院医师培训期间待遇且与实际一致,得1.5分;不明确或不一致,不得分 | 查看容量统计、上年度招收计划,核实上年度的各专业实际招收情况,查看住院医师花名册、近3年招收住院医师人员名册 | 8 | | |
| | | 2.2.2入院和入科教育 | 内容及落实情况 | 1.入院教育规范实施,包括医院情况、职业道德、公共理论、培养计划与要求、人际沟通与团队合作、临床基础知识和基本技能训练与考核等内容,且有专人严格组织实施,得1分;不规范实施或未实施,不得分;<br>2.入科教育规范实施,包括科室情况、工作流程、规章制度、培养计划与要求、临床基础知识和基本技能训练与考核等内容,培训与考核要求体现科室岗位基本需求特点,且有专人严格组织实施,得1分;不规范实施或未实施或不体现科室岗位基本需求特点,不得分 | 查看相关资料,访谈指导医师和住院医师 | 2 | | |

续表

| 评估项目 | | | 评估内容 | 评分标准 | 现场评估方式 | 分值 | 得分 | 扣分原因 |
|---|---|---|---|---|---|---|---|---|
| 一级指标 | 二级指标 | 三级指标★为核心指标 | | | | | | |
| 2.培训管理(25分) | 2.2制度与落实 | 2.2.3轮转管理★ | 轮转计划制订及落实情况 | 1.根据《住院医师规范化培训内容与标准(试行)》要求,职能管理部门会同专业基地制定科学合理的轮转计划,体现岗位胜任、分层递进的培训理念,且严格落实,得3分;<br>2.职能管理部门会同专业基地制定轮转计划,且严格落实,得2分;<br>3.职能管理部门统一制定轮转计划,且落实,得1分;<br>4.查出1人没有按照轮转计划轮转,随意调整轮转计划或不轮转,或科室轮转不符合要求,不得分 | 查看相关资料,访谈管理人员、指导医师和住院医师,现场核对在岗人员情况 | 3 | | |
| | | 2.2.4考核管理★ | 过程考核制度与落实情况 | 1.有考核管理规定,内容包括医德医风、临床职业素养、出勤情况、临床实践能力、培训指标完成情况和参加业务学习情况等方面,并严格落实,得1分;无管理规定或不规范,不得分;<br>2.出科考核(理论与技能)落实情况好,体现专业特点和岗位胜任、分层递进的培训理念,得1分;未落实或不规范或不体现专业特点或不体现岗位胜任、分层递进的培训理念,不得分;<br>3.年度考核(理论和技能)落实情况好,体现岗位胜任、分层递进的培训理念,得1分;未落实或不规范或不体现岗位胜任、分层递进的培训理念,不得分 | 1.查看文件及相关资料;<br>2.抽查2~3个轮转科室相关资料;<br>3.查看过程考核相关原始记录 | 3 | | |
| | | 2.2.5院级督导★ | 制度及实施情况 | 1.每年开展4次及以上院级督导,每次督导有目标、有组织、有计划、有内容、有结果且有整改的具体措施和落实效果,得2分;按要求组织3次,得1分;<br>2.按要求组织2次及以下,不按要求组织,无结果运用或形式化或无效果,不得分 | 查看原始资料,访谈住院医师和指导医师 | 2 | | |

| 评估项目 | | | 评估内容 | 评分标准 | 现场评估方式 | 分值 | 得分 | 扣分原因 |
|---|---|---|---|---|---|---|---|---|
| 一级指标 | 二级指标 | 三级指标★为核心指标 | | | | | | |
| 2.培训管理(25分) | 2.2制度与落实 | 2.2.6住培月度监测工作 | 填报情况 | 1.月度监测填报及时、准确,且由主要负责人审核,得0.5分;<br>2.不按要求填报,不得分 | 查看住培信息管理平台相关工作记录 | 0.5 | | |
| | | 2.2.7沟通反馈 | 顺畅性和实用性 | 1.有顺畅的沟通反馈机制,能及时掌握住院医师和指导医师的意见建议,相关记录完整,且能有效反馈和解决具体问题,得0.5分;<br>2.无沟通反馈机制或沟通不畅,不得分 | 查看原始资料,访谈住院医师和指导医师 | 0.5 | | |
| 3.师资管理(15分) | 3.1管理规定 | 3.1.1师资制度 | 管理机制运行情况 | 1.科学制定住培师资管理规定,有遴选、培训、聘任、考核、激励和退出机制,轮转科室按规定为每位住院医师配置1名指导医师,并严格落实,得2分;<br>2.有管理规定,部分落实管理机制,得1分;<br>3.无管理规定或未落实管理机制,不得分 | 查看文件及相关资料,访谈指导医师和住院医师 | 2 | | |
| | | 3.1.2导师管理 | 管理机制及运行情况 | 1.科学制定住培导师管理规定,有遴选、培训、聘任、考核、激励和退出机制,为每位住院医师配置1名相对固定的指导医师作为导师,负责培训期间的全程指导,并联系紧密,得1分;<br>2.无管理规定或未落实管理机制,不得分 | 查看文件及相关资料,访谈指导医师和住院医师 | 1 | | |
| | 3.2师资培训 | 3.2.1院级培训 | 师资参加院级培训情况 | 1.制定和落实师资培训制度,每年有规范的培训计划,指导医师参加院级培训率100%,得1分;<br>2.不符合上述要求,不得分 | 查看培训资料、培训名单和证书 | 1 | | |
| | | 3.2.2省级及以上培训 | 师资参加省级及以上培训情况 | 1.近3年内,每个专业基地负责人、教学主任、教学秘书,每个轮转科室至少1名以上骨干指导医师经过省级及以上的师资培训,得2分;<br>2.有1个轮转科室少于1名,得1分;<br>3.有2个及以上轮转科室少于1名,不得分 | 查看培训名单、证书,核查专业覆盖率 | 2 | | |

**续表**

| 评估项目 | | | 评估内容 | 评分标准 | 现场评估方式 | 分值 | 得分 | 扣分原因 |
|---|---|---|---|---|---|---|---|---|
| 一级指标 | 二级指标 | 三级指标★<br>为核心指标 | | | | | | |
| 3.师资管理（15分） | 3.3师资评价 | 3.3.1带教评价 | 对指导医师的评价机制 | 1.建立住院医师对指导医师评价机制，指标设置科学，能反映指导医师的带教意识、能力、作风和效果，评价结果真实客观，有反馈和整改措施，且将测评结果纳入指导医师总体评价，得3分；<br>2.有评价，有整改，但未将测评结果纳入指导医师总体评价，得2分；<br>3.仅有评价或未开展评价，不得分 | 查看原始资料，访谈住院医师 | 3 | | |
| | | 3.3.2同等施教 | 指导医师对住院医师同等施教 | 1.指导医师对外单位委派的住院医师、面向社会招收的住院医师与本院住院医师一视同仁，使其享受同等教学资源和培训机会，得2分；<br>2.未同等施教，不得分 | 组织三类住院医师进行现场访谈 | 2 | | |
| | 3.4绩效考核 | 3.4.1带教活动考核★ | 带教活动占绩效考核情况 | 1.建立带教活动绩效管理制度，将带教活动与专业基地绩效考核挂钩，并在科室二次分配中将专业基地负责人、教学主任、教学秘书的教学管理活动和指导医师的带教活动，纳入个人绩效考核范围，且绩效考核不低于考核总分的8%，考核结果与技术职务晋升挂钩，得4分；<br>2.绩效考核占考核总分的5%～8%，且考核结果与技术职务晋升挂钩，得2分；<br>3.低于5%或不纳入或与晋升不挂钩或与晋升挂钩但激励力度过弱，不得分 | 查看相关制度、文件和会议纪要等原始资料，抽查2～3名指导医师座谈与访谈 | 4 | | |
| 4.培训质量（25分） | 4.1住院医师评价 | 4.1.1综合评价 | 实施及运用情况 | 1.指导医师、科室护士、其他有关专业人员和管理人员对住院医师实施综合评价，指标设置科学，能反映住院医师的实际表现，且进行有效分析和结果的正确运用，得3分；<br>2.有综合评价，指标设置欠科学，部分指标未能反映住院医师的实际表现，分析和运用不充分，得1分；<br>3.未实施综合评价，不得分 | 查看综合评价原始资料 | 3 | | |

| 评估项目 | | | 评估内容 | 评分标准 | 现场评估方式 | 分值 | 得分 | 扣分原因 |
|---|---|---|---|---|---|---|---|---|
| 一级指标 | 二级指标 | 三级指标★为核心指标 | | | | | | |
| 4.培训质量（25分） | 4.2培训通过率 | 4.2.1结业考核★ | 住院医师首次参加结业考核的通过率 | 1.通过率≥85％，得5分；2.通过率＜85％，但通过率≥本省（区、市）平均通过率，得3.5分；在平均通过率的基础上，每提高5个百分点，加0.5分，最多得5分；通过率＜本省（区、市）平均通过率，不得分；（通过率＝上一年度首次参加结业考核通过的人数/上一年度首次参加结业考核总人数） | 查看结业考核成绩记录及相关材料 | 5 | | |
| | | 4.2.2执业医师资格考试 | 住院医师首次参加执业医师资格考试的通过率 | 1.通过率≥85％，得2分；2.通过率＜85％，但通过率≥本省（区、市）平均通过率，得1分；在平均通过率的基础上，每提高5个百分点，加0.5分，最多得2分；通过率＜本省（区、市）平均通过率，不得分；（通过率＝上一年度首次参加考试通过的人数/上一年度首次参加考试总人数） | 查看考试成绩记录及相关材料 | 2 | | |
| | 4.3专业基地培训质量 | 4.3.1专业基地现场评估★ | 专业基地质量控制 | 受评专业基地"质量控制（总分35分）"项的平均得分率×15，为实际得分 | 计算受评专业基地"质量控制"部分的平均得分率（平均得分/35） | 15 | | |
| 5.保障措施（20分） | 5.1专项经费 | 5.1.1专账管理 | 住培经费使用的规范性 | 1.建立住培经费专项账户，规范使用中央（年人均3万元经常性补助经费）、地方财政补助经费，得1分；2.有1项不符合要求，不得分 | 查看本年度财务报表等相关资料 | 1 | | |
| | | 5.1.2教学补助★ | 住培专项经费用于教学活动补助使用情况 | 1.落实上级财政补助经费用于培训基地教学实践活动，主要包括讲课、带教、教学管理等教学补助，有院内使用规定，专款专用，规范使用，无跨年度积压，得3分；2.有1项不符合要求，不得分 | 查看本年度财务报表，访谈有关人员 | 3 | | |

**续表**

| 评估项目 | | | 评估内容 | 评分标准 | 现场评估方式 | 分值 | 得分 | 扣分原因 |
|---|---|---|---|---|---|---|---|---|
| 一级指标 | 二级指标 | 三级指标★为核心指标 | | | | | | |
| 5.保障措施（20分） | 5.1专项经费 | 5.1.3住院医师补助★ | 住院医师收入情况 | 1.培训基地制定相关办法,明确规定不同学历、不同年资住院医师培训期间的收入水平,且有效落实,得3分;达不到要求,不得分;<br>2.面向社会招收的培训对象生活补助标准参照培训基地同等条件住院医师工资水平确定,由培训基地依考核发放,得2分;达不到要求,不得分;<br>3.委派单位发放的工资低于培训基地同等条件住院医师工资水平的部分,由培训基地按照本院同等条件住院医师工资水平依考核发放,得2分;达不到要求,不得分;<br>(全部为面向社会招收的培训对象或外单位委派培训对象的培训基地,参照对应要求,符合标准,得4分) | 查看财务部门提供本年度待遇发放流水单,抽查3～5名住院医师收入情况 | 7 | | |
| | 5.2相关措施 | 5.2.1住宿或住宿补贴 | 为住院医师提供住宿或住宿补贴情况 | 1.为住院医师提供免费或低收费住宿,或提供适当住宿补贴,得1分;<br>2.以上均无,不得分 | 现场考察,访谈住院医师,查看相关资料 | 1 | | |
| | | 5.2.2专业基地绩效考核 | 与过程考核、结业考核挂钩及落实情况 | 1.将住培年度业务水平测试、首次执业医师资格考试通过率和结业考核结果与专业基地年度综合目标绩效考核紧密挂钩,且严格有效落实,得2分;<br>2.有挂钩且落实,但挂钩比例少于年度综合目标绩效考核总分的10%,得1分;<br>3.无,或未落实,不得分 | 查看相关制度、文件、会议纪要和实施情况相关资料 | 2 | | |
| | | 5.2.3签订协议 | 培训基地与住院医师签订协议情况 | 1.培训基地与招收的住院医师按规定签订培训协议,约定有关事项,培训基地未聘用培训中和服务期内的外单位委派住院医师;未招收服务期内的农村订单定向免费培养医学毕业生参加非全科专业住培,或未聘用服务期或违约中的农村订单定向免费培养医学毕业生,得1分;<br>2.不签订协议,或未落实,不得分 | 查看相关资料、协议原件,访谈住院医师 | 1 | | |

| 评估项目 | | | 评估内容 | 评分标准 | 现场评估方式 | 分值 | 得分 | 扣分原因 |
|---|---|---|---|---|---|---|---|---|
| 一级指标 | 二级指标 | 三级指标★为核心指标 | | | | | | |
| 5.保障措施（20分） | 5.2相关措施 | 5.2.3签订协议 | 培训基地与省级卫生行政部门签订培训基地责任书 | 1.签订培训基地责任书，按规定将住院医师培训期间待遇等向社会公示，且严格落实责任书内容，得1分；2.未签订责任书或未向社会公示或未落实责任书内容，不得分 | 查看相关资料 | 1 | | |
| | | 5.2.4资助参加社会保障 | 面向社会招收的住院医师参加社会保险情况 | 1.培训基地资助面向社会招收的住院医师参加社会保险，得1分；2.未面向社会招收住院医师或未资助面向社会招收的住院医师参加社会保险，不得分 | 查看社会保障卡号进行核查，访谈住院医师 | 1 | | |
| | | 5.2.5激励机制 | 对指导医师和住院医师教学双方积极性的提高情况 | 1.积极开展评优树先活动，对优秀的指导医师予以奖励，提高指导医师教学工作积极性，得1分；未落实，不得分；2.积极开展评优树先活动，对优秀的住院医师予以奖励，提高住院医师培训学习积极性，得1分；未落实，不得分 | 查看相关制度、文件、实施情况等原始资料，抽查2～3名指导医师座谈与访谈 | 2 | | |
| | | 5.2.6住培宣传 | 工作开展情况 | 1.有宣传工作制度、通讯员，得0.5分；无，不得分；2.每年在主流媒体至少发表2篇宣传稿件，得0.5分；无，不得分 | 查看相关制度、稿件发表记录等资料 | 1 | | |
| 小计 | | | | | | 100 | | |
| 6.加分项目（10分） | 6.1招收工作 | 6.1.1紧缺专业招收工作落实情况 | 创新工作办法，采取有力措施，超额完成全科、儿科、精神科、妇产科、麻醉科等紧缺专业招收计划 | 培训基地招收人数在未超培训容量的前提下，1.超额完成包括全科在内的3个及以上紧缺专业招收任务，得3分；2.超额完成包括全科在内的2个紧缺专业招收任务，得2分；3.超额完成全科专业招收任务，得1分；4.未超额完成全科专业招收任务，不得分 | 查看上年度招收计划，核实上年度的紧缺专业实际招收情况，查看住院医师花名册 | 3 | | |
| | 6.2培训特色 | 6.2.1培训工作特色 | 课题研究及工作创新 | 1.近一年有住院医师规范化培训相关课题研究或论文成果（省级及以上级别），培训工作有探索创新，或在全国大会交流发言，得1分；2.无，不得分 | 查看原始材料 | 1 | | |

**续表**

| 评估项目 | | | 评估内容 | 评分标准 | 现场评估方式 | 分值 | 得分 | 扣分原因 |
|---|---|---|---|---|---|---|---|---|
| 一级指标 | 二级指标 | 三级指标★为核心指标 | | | | | | |
| 6.加分项目（10分） | 6.3 社会贡献 | 6.3.1 参与国家住培相关工作 | 参与国家住培政策研究、评估督导、结业考核题库建设、年度业务水平测试等工作情况 | 1.均有或人次数超过10次,得2分；<br>2.有其中两项参与或人次数超过5次,得1分；<br>3.有其中一项参与,得0.5分；<br>4.无,不得分 | 查看相关证明材料 | 2 | | |
| | 6.4 评优评先 | 6.4.1 获得国家或省级优秀称号 | 获得国家或省级先进、优秀指导医师、优秀住院医师等称号 | 1.有2个及以上优秀称号,得1分；<br>2.有1个优秀称号,得0.5分；<br>3.无,不得分 | | 1 | | |
| | 6.5 对口帮扶 | 6.5.1 援疆援藏 | 援疆援藏住院医师结业考核通过率 | 1.通过率≥本省(区、市)平均通过率,得1分；<br>2.通过率<本省(区、市)平均通过率,不得分 | 查看相关记录和接收的住院医师名单及协议 | 1 | | |
| | | 6.5.2 省域内帮扶 | 开展对口支援,接收贫困县等欠发达地区住院医师参加培训 | 1.有,得0.5分；<br>2.无,不得分 | | 0.5 | | |
| | | 6.5.3 省域间帮扶 | 开展对口支援,培训中西部特别是西部边疆民族地区住院医师或指导医师 | 1.接收中西部特别是西部边疆民族地区住院医师参加规范化培训,得1分；<br>2.接收中西部特别是西部边疆民族地区指导医师参加师资培训,得0.5分；<br>3.无,不得分 | 查看相关记录和接收的住院医师名单及协议 | 1.5 | | |
| 小　计 | | | | | | 10 | | |
| 合　计 | | | | | | 110 | | |

| 评估项目 | | | 评估内容 | 评分标准 | 现场评估方式 | 分值 | 得分 | 扣分原因 |
|---|---|---|---|---|---|---|---|---|
| 一级指标 | 二级指标 | 三级指标★为核心指标 | | | | | | |

备注：

1. 一级指标 5 项，二级指标 16 项，三级指标 39 项，共 100 分，其中核心指标 13 项，共 61 分；另有加分项 10 分，加分项单列，不计入评估分值。

2. 单个核心指标达标判定：单个核心指标得分率≥70％为达标，＜70％为不达标。

3. 评定结论分为合格、基本合格、黄牌警告、红牌撤销四个等级，具体评定如下。（1）合格：评估分值≥85 分，且核心指标达标数≥10 个。（2）基本合格：70 分≤评估分值＜85 分，且核心指标达标数≥7 个。（3）黄牌警告：60 分≤评估分值＜70 分，或 4＜核心指标达标数≤6 个。（4）红牌撤销：评估分值＜60 分，或核心指标达标数≤4 个。

4. 分层递进的培训理念，是指根据培养对象的不同培训年限和能力素质要求，设置并实施递进上升、符合岗位胜任的阶段性培训目标，以达到培养独立、规范地承担相关专业常见病多发病诊疗工作的合格临床医师的总目标。

5. 培训基地聘用委培单位服务期内或违约农村订单定向免费培养医学毕业生的，以及招收违约农村订单定向免费培养医学毕业生参加非全科专业住培的，每聘用或招收 1 名扣 10 分。

6. 在培住院医师均含在读临床、口腔专业学位硕士研究生数。

专家签字：　　　　　　　　　　　　　　　　　　日期：　　　年　　月　　日

# 2019 年住院医师规范化专业基地
# 评估指标——口腔全科

培训基地(医院)名称：　　　　　　　　　　　所属省(区、市)：

| 评估项目 | | | 评估内容 | 评分标准 | 现场评估方式 | 分值 | 得分 | 扣分原因 |
|---|---|---|---|---|---|---|---|---|
| 一级指标 | 二级指标 | 三级指标★为核心指标 | | | | | | |
| 1.基本条件(17分) | 1.1专业基地所在医院条件 | 1.1.1 牙科综合治疗台数 | 牙科综合治疗台数≥20台 | 检查相关文件复印件,需加盖医院公章,实地考察 | 符合标准,得满分不达标准,不得分 | 1 | | |
| | | 1.1.2 年门诊量 | ≥30000人次 | 检查相关统计报表复印件,需加盖医院公章 | 符合标准,得1分不达标准,不得分 | 1 | | |
| | | 1.1.3 年急诊量 | ≥1000人次 | | 符合标准,得1分不达标准,不得分 | 1 | | |
| | | 1.1.4 科室和实验室 | 必备科室:急诊科、心电监护室或配备心电监护设备的急诊科、放射(影像)科[综合性医院的放射科内有从事口腔放射(影像)工作的专业人员]、病理科(综合性医院的病理科内有侧重口腔病理诊断工作的专业人员)、检验科、药剂科等 | 查看相关文件,实地考察 | 缺1个科室,不得分 | 1 | | |
| | | 1.1.5 轮转科室 | 牙体牙髓科、儿童口腔科、口腔颌面外科、口腔正畸科、口腔预防科、牙周科、口腔黏膜科、口腔修复科、口腔颌面影像科 | 1.查看各亚专业(专科)设置名称;2.查看培训对象轮转计划和登记手册;3.实地考察,访谈培训对象 | 科室齐全,得满分缺1个科室,不得分 | 3 | | |

| 评估项目 | | | 评估内容 | 评分标准 | 现场评估方式 | 分值 | 得分 | 扣分原因 |
|---|---|---|---|---|---|---|---|---|
| 一级指标 | 二级指标 | 三级指标★为核心指标 | | | | | | |
| 1.基本条件(17分) | 1.1专业基地所在医院条件 | 1.1.6疾病种类及数量 | 符合《住院医师规范化培训基地认定标准(试行)》和《住院医师规范化培训内容与标准(试行)》口腔全科专业细则要求,详见附表1 | 核对上一年度各亚专业(专科)收治疾病种类及数量统计报表 | 符合要求(含协同单位),得满分;疾病种类及数量≥规定数的90%,得1分;疾病种类及数量≥规定数的85%,得0.5分;疾病种类及数量<规定数的85%,不得分 | 2 | | |
| | | 1.1.7技能操作和手术种类及数量★ | | 核对上一年度各亚专业(专科)技能操作和手术种类及数量的统计报表 | 符合要求(含协同单位),得满分;技能操作和手术种类及数量≥规定数的90%,得2分;技能操作和手术种类及数量≥规定数的85%,得1分;技能操作和手术种类及数量<规定数的85%,不得分 | 4 | | |
| | | 1.1.8专业基地设备 | 牙科综合治疗台、牙髓活力测定所需设备、根管治疗所需器械、银汞调和机、光敏树脂充填照射灯、牙周探针、超声洁牙机、龈上和龈下刮治器、牙科印模制取托盘、牙科模型制作设备及技工设备、常用牙科器械、材料、药品以及口腔诊室应必备的器械和材料 | 检查设备清单复印件,需加盖医院公章,实地考察 | 缺1项,不得分 | 1 | | |
| | 1.2协同单位 | 1.2.1协同数 | 协同数量不应超过3个 | 查看原始资料,核实相关信息 | 满足要求,得1分(无协同单位的专业基地,此处不失分) | 1 | | |
| | | 1.2.2协同床位数 | 各亚专业(专科)床位数(参照《住院医师规范化培训基地认证标准》口腔全科细则要求) | | 满足要求,得1分(无协同单位的专业基地,此处不失分) | 1 | | |
| | | 1.2.3轮转时间 | 在协同亚专业(专科)轮转时间不超过3个月 | | 满足要求,得1分(无协同单位的专业基地,此处不失分) | 1 | | |

**续表**

| 评估项目 一级指标 | 二级指标 | 三级指标★ 为核心指标 | 评估内容 | 评分标准 | 现场评估方式 | 分值 | 得分 | 扣分原因 |
|---|---|---|---|---|---|---|---|---|
| 2. 师资条件 (18分) | 2.1 师资情况 | 2.1.1 带教医师与培训对象比例★ | 每名带教医师同时带教本专业培训对象不超过3名 | 查看原始资料,访谈培训对象 | 达到标准,得满分不达标准,不得分 | 3 | | |
| | | 2.1.2 带教医师条件 | 口腔医学本科及以上学历,主治医师专业技术职务3年以上 | 查看人事部门提供的师资状况统计表,包括姓名、毕业时间、毕业学校、学历学位、专业技术职务、专业技术职务任职时间、工作时间,需加盖人事部门公章 | 其中1名带教医师不符合要求,不得分 | 1 | | |
| | | 2.1.3 带教医师组成 | 具有中、高级专业技术职务人员数应大于基地总医师数的50%,高级专业技术职务人员≥3名 | | 1个亚专业(专科)不达标,不得分 | 1 | | |
| | | 2.1.4 专业基地负责人条件 | 医学本科及以上学历,主任医师专业技术职务,从事本专业的医疗、科研和教学工作超过15年 | | 1项不符合条件,不得分 | 1 | | |
| | 2.2 师资建设 | 2.2.1 师资培训★ | 带教医师均参加过院级师资培训各亚专业(专科)至少1名带教医师参加过省级及以上师资培训 | 查看培训资料、名单和培训证书 | 2项培训均满足,得满分 1项满足,得1分 | 4 | | |
| | | 2.2.2 师资评价★ | 每年度至少组织1次对带教医师教学工作进行评价 | 查看原始资料,访谈带教医师和培训对象 | 有评价方案,原始记录翔实,得满分; 有评价记录,无方案,得2分; 有方案,无评价记录,得1分; 无,不得分 | 4 | | |
| | | 2.2.3 激励制度★ | 建立带教医师激励机制,将教学工作与绩效考评、奖金、评优等挂钩 | 查看相关材料,访谈带教医师 | 有机制,并与奖金、评优等挂钩,得满分; 有机制,未与奖金、评优挂钩,得1分; 无,不得分 | 4 | | |

| 评估项目 | | | 评估内容 | 评分标准 | 现场评估方式 | 分值 | 得分 | 扣分原因 |
|---|---|---|---|---|---|---|---|---|
| 一级指标 | 二级指标 | 三级指标★为核心指标 | | | | | | |
| 3.过程管理（30分） | 3.1培训制度与落实 | 3.1.1主任职责 | 实行专业基地负责人负责制,并切实落实 | 查看岗位职责等相关文件,访谈各类人员 | 职责明确,履职认真,得1分;无岗位职责,或履职不认真,不得分 | 1 | | |
| | | 3.1.2教学主任★ | 设置专职教学主任岗位,专门负责本专业基地教学工作的组织实施 | | 职责明确,履职认真,得4分;无岗位职责,或履职不认真,不得分; | 4 | | |
| | | 3.1.3教学秘书 | 设置专职教学秘书岗位,落实本专业基地教学工作 | | 有教学秘书,履职认真,得1分;无,或履职不认真,不得分 | 1 | | |
| | | 3.1.4教学小组 | 成立教学小组,明确小组职责,定期组织研究教学工作 | 查看小组名单、职责和研究教学工作记录 | 有教学小组,履职认真,得1分;无,或履职不认真,不得分 | 1 | | |
| | | 3.1.5轮转计划★ | 按规定落实轮转计划和要求 | 查看2～3名培训对象轮转手册等原始资料,访谈培训对象 | 有,且严格落实,得满分;未严格落实,不得分 | 4 | | |
| | | 3.1.6考勤制度 | 有考勤规章制度,有专人负责,并严格执行 | 查看考勤规章制度,抽查2～3名培训对象考勤记录原始资料 | 有,且严格落实,得满分;未严格落实,不得分 | 2 | | |
| | 3.2培训活动 | 3.2.1入科教育 | 规范实施,包括科室情况、科室纪律、培养计划与要求、医德医风、医患沟通等入科教育,并有专人组织实施 | 提供本年度入科教育原始资料 | 有,且严格落实,得满分;未严格落实,不得分 | 2 | | |
| | | 3.2.2小讲课 | 开展规范的小讲课活动,至少1周1次 | 提供本年度原始资料、访谈培训对象,核实落实情况 | 开展次数达标,且认真规范,得满分;未达标或不规范,不得分 | 3 | | |
| | | 3.2.3疑难病例讨论 | 开展规范的疑难病例讨论,至少2周1次 | | 开展次数达标,且认真规范,得满分;未达标或不规范,不得分 | 3 | | |

**续表**

| 评估项目 | | | 评估内容 | 评分标准 | 现场评估方式 | 分值 | 得分 | 扣分原因 |
|---|---|---|---|---|---|---|---|---|
| 一级指标 | 二级指标 | 三级指标★为核心指标 | | | | | | |
| 3.过程管理（30分） | 3.3 过程考核 | 3.3.1 出科考核 | 理论考核（如临床病例分析）试题、技能操作考核评分标准、培训对象测评结果、考勤记录等原始资料齐全，真实规范 | 随机抽查访谈本院、委培、社会招收培训对象各1～2名，检查近1年原始资料 | 考核项目全面，且认真规范，得满分；仅有技能操作考核，得2分；仅有理论考试，得1分；仅有测评结果和考勤记录，得1分 | 4 | | |
| | 3.4 培训工作量 | 3.4.1 培训强度★ | 按照专业基地培训对象临床操作能够达到《住院医师规范化培训内容与标准（试行）》口腔全科培训细则的要求 | 查看轮转手册等相关材料，随机抽查访谈本院、委培、社会招收培训对象各1～2名 | 技能操作达要求，得满分；技能操作≥规定数的80%，得3分；技能操作≥规定数的70%，得1分；<70%，或未安排独立操作，不得分 | 5 | | |
| 4.质量控制（35分） | 4.1 带教医师教学质量 | 4.1.1 临床教学质量★ | 针对培训对象开展规范的临床教学，悉心指导培训对象 | 随机抽查1～2名带教医师临床教学 | 教学技能评分表见附表2；≥90分得满分，≥80分得3分，≥70分得2分，≥60分得1分，<60分不得分 | 4 | | |
| | | 4.1.2 技能操作或手术安排情况★ | 每个轮转科室均能按照《住院医师规范化培训内容与标准》本专业细则要求执行，为每名培训对象安排并完成规定的技能操作种类和数量 | 随机抽查5～10名培训对象技能操作记录，了解实际情况 | 完成率≥90%，得满分；完成率≥80%，得4分；完成率<80%，不得分 | 8 | | |
| | | 4.1.3 技能操作或手术带教情况★ | 带教医师协助并指导培训对象完成技能操作或手术，带教严格规范 | 随机抽查1～2名带教医师指导培训对象（二年级以上）进行技能操作情况 | 1.培训对象操作前是否与患者交流、沟通1分；2.培训对象操作中存在问题及时进行指导1分；3.培训对象操作结束后提问1分；4.对培训对象的操作进行总体评价（优、缺点点评）2分 | 5 | | |

| 评估项目 | | | 评估内容 | 评分标准 | 现场评估方式 | 分值 | 得分 | 扣分原因 |
|---|---|---|---|---|---|---|---|---|
| 一级指标 | 二级指标 | 三级指标★为核心指标 | | | | | | |
| 4.质量控制（35分） | 4.2培训对象学习效果 | 4.2.1病历书写★ | 培训对象病历书写规范 | 随机抽查1～2名培训对象运行病历，结合病历提问题 | 病历书写评分表见附表3；≥90分得满分，≥80分得3分，≥70分得2分，≥60分得1分，<60分不得分 | 4 | | |
| | | 4.2.2技能操作或手术★ | 培训对象技能操作或手术情况 | 随机抽查1～2名二年级以上培训对象进行技能操作或常见手术，查看其掌握情况 | 技能操作评分表见附表4-1、附表4-2、附表4-3、附表4-4、附表4-5；≥90分得满分，≥80分得5分，≥70分得3分，≥60分得1分，<60分不得分 | 6 | | |
| | | 4.2.3完成培训内容与要求★ | 按照本专业《住院医师规范化培训内容与标准（试行）》细则，核实培训内容的完成情况 | 随机抽查访谈本院、委培、社会招收培训对象各2～3名，查看轮转登记手册、出科考核等原始资料 | 完成率≥90%，得满分；完成率≥85%，得5分；完成率≥80%，得3分；完成率<80%，不得分 | 8 | | |
| 合　计 | | | | | 100 | | | |

存在问题请详细填写

备注：

1.一级指标4项，二级指标10项，三级指标35项。三级指标中，核心指标14项、计67分，一般指标21项、计33分，共100分。

2.指标中所有规章制度，专指住院医师规范化培训相关制度。

3.随机抽查对象优先选择委托培训对象和面向社会招收的培训对象，如果没有，可考虑本基地培训对象。

4.现场评估时详细填写存在的问题和扣分原因

专家签字：　　　　　　　　　　　　　　日期：　　　年　　月　　日

**附表 1**

# 口腔全科疾病种类

| 疾病种类 | 标　准 | 实际数 | 低于标准数（划√） |
|---|---|---|---|
| 牙体牙髓疾病 | ≥5000 | | |
| 牙周疾病 | ≥1500 | | |
| 儿童口腔疾病 | ≥1000 | | |
| 口腔黏膜疾病 | ≥1000 | | |
| 口腔颌面外科 | ≥5000 | | |
| 口腔修复科 | ≥5000 | | |
| 口腔正畸科 | ≥1000 | | |
| 口腔颌面影像科 | ≥1600 | | |
| 口腔急诊科 | ≥1000 | | |
| 口腔病理科 | ≥200 | | |
| 合　计 | | | |

## 附表 2

# 口腔科临床指导医师临床带教评分表

专业基地：　　　　　　　　　　　　　培训基地(医院)：

指导医师姓名：　　　　　　　　　　　专业技术职称：

患者病历号：　　　　　　　　　　　　疾病名称：

| 考核项目 | 考核内容 | 标准分 | 得分 |
|---|---|---|---|
| 教学准备<br>（15分） | 准备工作充分,认真组织口腔临床教学 | 5 | |
| | 病例选择合适 | 5 | |
| | 熟悉患者病情 | 5 | |
| 临床带教操作<br>（55分） | 有教书育人意识,尊重和关心患者,注意医德医风教育和爱伤观念教育,体现严肃、严谨、严格的医疗作风 | 5 | |
| | 与患者核实、补充病史,指导培训对象认真询问病史 | 5 | |
| | 示范口腔临床检查准确标准,及时纠正培训对象不正确手法并指导规范检查 | 10 | |
| | 指导培训对象正确判读辅助检查结果,分析各种辅助检查报告单,并提出个人见解 | 5 | |
| | 点评培训对象病历书写并指出不足,指导规范书写病历及总结病例特点 | 5 | |
| | 指导培训对象做出正确的诊断、鉴别诊断,并提出相应依据 | 5 | |
| | 指导培训对象提出正确的诊疗计划 | 10 | |
| | 认真及时检查培训对象的每一个主要操作步骤 | 10 | |
| 带教方法<br>（15分） | 结合病例有层次地设疑提问,启发培训对象独立思考问题、训练独立诊疗疾病的思维能力 | 5 | |
| | 鼓励培训对象主动提问,并耐心解答各种问题 | 5 | |
| | 及时归纳临床教学内容,指导培训对象小结学习内容 | 5 | |
| 带教效果<br>（10分） | 通过口腔临床教学训练培训对象医患沟通、采集病史技巧,检查手法,临床思维 | 5 | |
| | 口腔临床教学重点突出,时间安排合理,培训对象能掌握或理解大部分教学内容 | 5 | |
| 指导医师<br>总体印象<br>（5分） | 态度严肃认真,仪表端正,行为得体,着装大方,谈吐文雅 | 5 | |
| 合　计 | | 100 | |

考核专家：　　　　　　　　　　　　　　　　　　　　　年　　月　　日

**附表 3**

# 住院医师病历书写考核评分表

培训对象姓名：　　　　　　所在科室：　　　　　　培训基地：

| 考核内容 | 考核内容 | 扣分原则 | 标准分 | 得分 |
|---|---|---|---|---|
| 一、主诉 | 主要症状有错误 | 扣2分 | 5 | |
| | 发病时间有遗漏或错误 | 扣1分 | | |
| | 主诉叙述不符合要求（如主诉用诊断用语,主诉过于烦琐） | 扣2分 | | |
| 二、现病史 | 起病情况及患病时间叙述不清,未说明有无诱因与可能的病因 | 扣1~2分 | 15 | |
| | 发病经过顺序不清,条理性差或有遗漏 | 扣0.5~1分 | | |
| | 主要症状特点未加描述或描述不清 | 扣2~3分 | | |
| | 伴随症状描述不清 | 扣1~2分 | | |
| | 有关鉴别的症状或重要的阴性症状描述不清 | 扣1~2分 | | |
| | 诊疗经过叙述不全面 | 扣1~2分 | | |
| | 一般状况未叙述 | 扣0.5~1分 | | |
| | 现病史与主诉内容不一致 | 扣1~2分 | | |
| 三、其他病史 | 项目有遗漏 | 扣1~3分 | 5 | |
| | 有关阴性病史未提及 | 扣1分 | | |
| | 顺序错误 | 扣1分 | | |
| 四、体格检查 | 项目有遗漏 | 扣1~2分 | 10 | |
| | 顺序错误 | 扣1分 | | |
| | 结果错误 | 扣1~2分 | | |
| | 重要体征特点描述不全或不确切 | 扣1~2分 | | |
| | 专科情况描述不全或不确切 | 扣2~3分 | | |
| 五、辅助检查 | 血尿便常规、重要化验、X线、心电图、B超等相关检查遗漏或描述不正确 | 每项扣1分 | 5 | |
| 六、诊断 | 主要诊断及主要并发症有错误或有遗漏、诊断不规范（如甲亢、风心病等） | 扣2~5分 | 10 | |
| | 次要诊断遗漏或有错误、不规范 | 扣1~3分 | | |
| | 诊断主次顺序错误 | 扣1~2分 | | |

| 考核内容 | 考核内容 | 扣分原则 | 标准分 | 得分 |
|---|---|---|---|---|
| 七、首次病程日志病例特点 | 内容有遗漏 | 遗漏1项扣0.5分 | 5 | |
| | 条理性差(未逐条写出,叙述过繁) | 扣1~2分 | | |
| | 顺序错误(一般项目、症状、体征、辅助检查) | 扣1~2分 | | |
| 八、诊断分析 | 诊断依据不足 | 扣1~2分 | 10 | |
| | 未做必要的鉴别诊断、缺少鉴别的依据或方法 | 扣2~4分 | | |
| | 仅罗列书本内容缺少对本病例实际情况的具体分析与联系 | 扣2~4分 | | |
| 九、诊疗计划 | 有错误、有遗漏 | 扣2~3分 | 5 | |
| | 针对性差 | 扣1~2分 | | |
| 十、病程记录 | 病程记录不及时、入院后3天无病程记录,长期住院病人超过一周无病程记录 | 扣1~2分 | 15 | |
| | 病程记录不能反映三级查房的意见 | 扣1~2分 | | |
| | 病程不能反映病情变化、无病情分析、对重要化验及其他辅助检查结果无分析评价、未记录病情变化后治疗措施变更的理由 | 扣1~2分 | | |
| | 危重症病例无抢救记录或记录不及时、不准确 | 扣1~2分 | | |
| | 长期住院病人无阶段小结,无交接班记录 | 扣1~2分 | | |
| | 会诊记录单及各种记录检查单填写有缺项(姓名、病历号、日期、诊断、签名等) | 扣0.5~2分 | | |
| 十一、提问 | 结合本病例提3个问题 | | 15 | |
| | 问题1 | 扣2~5分 | | |
| | 问题2 | 扣2~5分 | | |
| | 问题3 | 扣2~5分 | | |
| 合　计 | | | 100 | |

考核专家：　　　　　　　　　　　　　　　　　　　　　　年　　月　　日

**附件 4-1**

# 口腔科住院医师临床技能考核(接诊病人)评分表

培训对象姓名： 所在科室： 培训基地：

| 考核项目 | | 考核内容 | 标准分 | 得分 |
|---|---|---|---|---|
| 1.问诊及临床检查 | 病史采集 | 1. 未针对主诉进行病史采集(—6)<br>2. 未询问需要鉴别诊断的阳性或阴性症状(—6)<br>3. 未询问治疗史或用药史(—3) | 15 | |
| | 口腔检查 | 1. 关键性的检查有遗漏(每项—6)<br>2. 次要的辅助检查有遗漏(每项—2)<br>3. 检查中操作方法不正确(每项—4)<br>4. 检查过程中缺乏无菌观念(—5) | 25 | |
| 2.病历书写 | 主诉 | 1. 主诉记录不正确(—6) | 6 | |
| | 现病史 | 1. 现病史描述不正确(—4) | 4 | |
| | 既往史 | 1. 既往史无记录(—2) | 2 | |
| | 临床检查 | 1. 主诉牙(病)描述不正确(—4)<br>2. 主诉牙(病)描述有缺项(—2)<br>3. 非主诉牙(病)描述不正确(—2) | 8 | |
| | 诊断 | 1. 主诉疾病诊断错误(—6)<br>2. 非主诉疾病诊断错误(—2) | 8 | |
| | 治疗计划 | 1. 主诉疾病的治疗计划错误或遗漏(每项—4)<br>2. 非主诉疾病治疗计划错误或遗漏(每项—2) | 12 | |
| | 书写规范 | 1. 病历字迹潦草(—2)<br>2. 不规范涂改(—2) | 4 | |
| 3.医患沟通 | | 1. 应该交待的病情未交待(—6)<br>2. 病情或注意事项交待不够明确(—3)<br>3. 未使用礼貌用语,表达不够热情(—6)<br>4. 过多使用专业术语(—2) | 16 | |
| 合　计 | | | 100 | |

考核专家： 　年　月　日

## 附表 4-2

# 口腔科住院医师临床技能考核(开髓)评分表

培训对象姓名: 所在科室: 培训基地:

| 序号 | 项目 | 考核内容 | 标准分 | 得分 |
|---|---|---|---|---|
| 1 | 冠部检查 | 去除龋坏组织或修复体 | 5 | |
| 2 | 车针及根管锉选择 | 裂钻穿通髓腔,球钻揭髓室顶(8分)<br>裂钻或安全车针(金刚砂)修整髓室侧壁(4分)<br>10♯或15♯号手动根管锉(或扩大针)探查根(3分) | 15 | |
| 3 | 体位和手法 | 医师位于9～12点,坐姿端正(3分);开髓过程中,以无名指做稳定支点(4);正确使用口镜(3分) | 10 | |
| 4 | 入口洞形 | 上颌磨牙:洞口外形为钝圆的三角形(10分),三角形的顶在腭侧,底边在颊侧(5分),其中一腰在斜嵴的近中侧,与斜嵴平行,另一腰与近中边缘嵴平行(3分)。<br>下颌磨牙:洞口为钝圆角的长方形,位于咬合面近远中径的中1/3偏颊侧部分(10分)。洞形近中边稍长,远中边稍短(3分);颊侧洞缘在颊尖的舌斜面上,舌侧洞缘在中央沟处(5分) | 18 | |
| 5 | 揭髓室顶 | 用探针双弯小钩检查髓角部位时上提拉时无阻力(15分),暴露髓室底和根管口(5) | 20 | |
| 6 | 修整髓室侧壁 | 髓室侧壁修整,窝洞壁与髓腔壁过渡平滑(8分),髓室底形态完整(8) | 16 | |
| 7 | 定位根管口 | 所有根管口均能直线进入 | 10 | |
| 8 | 熟练程度 | 15分钟内完成 | 6 | |
| 9 | 单项否决 | 髓腔穿孔或未揭髓室顶 | −100 | |
| 10 | 总　分 | | 100 | |

考核专家: 年 月 日

附表 4-3

# 口腔住院医师临床技能考核(牙周龈下刮治)评分表

培训对象姓名： 　　　　　　所在科室： 　　　　　培训基地(医院)：

| 序号 | 项 目 | 评分标准(每位学员前后牙均考核) | 分数 | 得分 |
|---|---|---|---|---|
| 1 | 器械选择 | 根据牙位选择不同 Gracey 刮治器：前牙：5/6(4分)；后牙 7/8、11/12、13/14(4分)。确认刮治器的锐利度(2分) | 10 | |
| 2 | 体 位 | 由考官指定牙位,根据牙位调整好体位,一般选择 7 点到 12 点位(2分),双腿分开,双脚踏地,大腿与地面平行,腰部挺直,双肩下垂(4分),上颌平面与地平面呈 60-90 度角,下颌平面呈 0 度角(2分),患者口腔与术者肘关节平齐(2分) | 10 | |
| 3 | 探 查 | 刮治前用牙周探针探查每颗牙 6 个位点牙周袋的深度、位置和形状(2分)。用尖探针探查牙石位置和形状(2分) | 4 | |
| 4 | 握持方法 | 改良握笔式。 | 6 | |
| 5 | 支 点 | 没有支点扣10分。中指与无名指紧贴一起形成复合支点,或中指作支点(4分),指腹放在邻牙上(4分)。操作过程中,支点必须一直保持稳固(2分) | 10 | |
| 6 | 器械角度 | 工作面与根面平行(0°角)进入牙周袋底(5分),改变角度,工作面与根面呈(80°角),考官观察器械的下段颈部是否与牙长轴平行即可判断角度是否正确(5分) | 10 | |
| 7 | 工作端在操作中的使用情况 | 是否选择正确的工作端进行操作。前牙：5/6 的工作端适合前牙的各个面(2分)；后牙：7/8 适合颊舌侧面(2分)、11/12 适合近中面(3分)、13/14 适合远中面(3分) | 10 | |
| 8 | 用力方式和方向 | 向根面施压,主要应用前臂-腕的力量(5分),通过爆发力(3分)去除牙石,不能层层刮削牙石。个别轴角处或前牙深窄牙周袋可以选择指力。方向主要以冠向为主(5分),也可选择斜向或水平方向(主要做颊舌侧时) | 13 | |
| 9 | 运动幅度 | 每一下刮治的范围不能过大,工作端不要超出龈缘(7分),刮治要有连续性,有次序,不遗漏(3分) | 10 | |
| 10 | 探针检查情况 | 操作结束后是否应用尖探针检查有无龈下牙石的存在5 | 5 | |
| 11 | 干净程度 | 由考官负责检查,一颗牙 4 个面,近远中面 2 分,颊舌侧 1 分 | 12 | |
| 12 | 总 分 | | 100 | |

考核专家： 　　　　　　　　　　　　　　　　　　年　　月　　日

**附表 4-4**

# 口腔科住院医师临床技能考核(口内切开缝合)评分表

培训对象姓名: 所在科室: 培训基地:

| 序号 | 考核内容 | 标准分 | 得分 |
|---|---|---|---|
| 1 | 无菌原则:洗手方法(4分),穿戴手套的方法(2分),戴好手套后无菌手的放置是否符合无菌操作的原则(4分) | 10 | |
| 2 | 器械准备:手术器械盘的准备(2分),手术刀片的安放方法(2分),持针器夹持缝针的位置(4分)以及手术器械的摆放顺序(2分),要求器械摆放整齐 | 10 | |
| 3 | 画线:采用美兰在套筒内的橡皮胶片上画2.5cm长的切口线(2分),评价画线的情况,是否是直线(3分) | 5 | |
| 4 | 切开:沿所画切口线切开皮片(2分),检查握持手术刀的方式(4分),切开后刀口的整齐情况(4分) | 10 | |
| 5 | 缝合:右手持针器的握持姿势以及方法(5分),左手拿血管钳或者有齿镊的方法(2分),进针的方向(与皮肤是否垂直)(4分)。进针点与切缘的距离(2分)与出针时出针点与切缘的距离是否相等(2分) | 15 | |
| 6 | 缝合:缝合时术者肘部指点的放置,缝合时握持持针器的稳定性(7分),缝合时每一针之间的距离是否一致等(8分) | 15 | |
| 7 | 打结:检查持针器打结(2分)与手法打结(2分)的方法是否正确(缝合时要采用两种打结方法),打结是否熟练(每种方法各2分),打结的松紧度是否恰当[检查两创缘的齐程度(3分)以及创缘间有无缝隙(2分)或者创缘卷曲(2分)等进行评价] | 15 | |
| 8 | 剪线:右手握持剪刀的方法(4分),剪线的方法(2分)和剪线的位置(2分),另一只手提线的方法以及对剪线后留线的长短进行评价(2分) | 10 | |
| 9 | 整体评价:对缝合完毕的伤口进行综合评价,主要评价缝合的美观程度 | 10 | |
| 10 | 总 分 | 100 | |

考核专家: 年 月 日

附件 4-5

# 口腔科住院医师临床技能考核
# （上颌中切牙烤瓷牙体预备）—评分表

培训对象姓名：　　　　　所在科室：　　　　　培训基地：

| 序号 | 考核内容 | 标准分 | 得分 |
|------|---------|--------|------|
| 1 | 切端预备：有 1.5～1.8mm 深度的引导沟预备(4 分)，车针与牙体长轴成 45 度(2 分)，预备量 1.5～2.0mm(2 分)，车针选择正确(2 分) | 10 | |
| 2 | 唇面预备：有 1.2mm 深度的引导沟预备(4 分)，切 1/2 与颈 1/2 形成凸面(5 分)，颈 1/2 方向与牙体长轴一致(4 分)，预备量 1.2～1.5mm，车针选择正确(2 分) | 15 | |
| 3 | 邻面预备：用最细车针(2 分)打开邻面(2 分)，轴聚角度 2°～5°(4 分)，与唇舌面移行(2 分) | 10 | |
| 4 | 舌侧预备：预备量 1.0mm，外形与舌侧窝一致 | 10 | |
| 5 | 肩台预备：宽度 1.0mm 左右，边缘齐龈，内角圆钝，肩台连续无锐利边缘。 | 15 | |
| 6 | 预备时有支点(以软组织为支点扣 5 分，无支点扣 10 分) | 10 | |
| 7 | 邻牙无损害(<1mm 扣 1～5 分，>1mm 扣 10 分) | 10 | |
| 8 | 牙龈无损害 | 10 | |
| 9 | 总体外观及综合评价(牙体预备量过大、有倒凹均为 0 分) | 10 | |
| 10 | 总　分 | 100 | |

预备顺序 1—5，错误扣 5 分

考核专家：　　　　　　　　　　　　　　　　　　　年　　月　　日

# 住院医师规范化培训考核实施办法(试行)

## 第一章　总　则

**第一条**　为加强住院医师规范化培训考核(以下简称培训考核)管理,确保培训考核工作公平公正、科学有效,根据《关于建立住院医师规范化培训制度的指导意见》和《住院医师规范化培训管理办法(试行)》,制定本办法。

**第二条**　培训考核包括过程考核和结业考核两部分,目的是评估培训对象是否达到《住院医师规范化培训内容与标准(试行)》规定的要求。

## 第二章　职责分工

**第三条**　培训考核工作实行分级管理。国务院卫生计生行政部门(含中医药管理部门,下同)负责全国培训考核工作的统筹管理,省级卫生计生行政部门负责本辖区培训考核工作的组织管理,培训基地负责过程考核及相关工作的具体落实,考核基地负责结业考核工作的具体落实。

**第四条**　国务院卫生计生行政部门的主要职责是:研究确定考核模式,制定考核标准,建立考核题库,规范考务管理,公布考核信息,统筹管理《住院医师规范化培训合格证书》,指导监督各省(区、市)的考核工作。根据需要,国务院卫生计生行政部门可指定有关行业组织、单位协助负责相关具体工作。

**第五条**　省级卫生计生行政部门的主要职责是:贯彻执行国务院卫生计生行政部门培训考核工作的有关规定,制定本省(区、市)考核实施方案,遴选建设考核基地,组建和培训管理考官队伍,组织实施培训考核,公布本省(区、市)考核结果,颁发《住院医师规范化培训合格证书》,管理监督本辖区的考核工作。根据需要,省级卫生计生行政部门可指定有关行业组织、单位协助负责相关具体工作。

**第六条**　培训基地的主要职责是:落实上级卫生计生行政部门的有关要求,组织实施培训过程考核,组织结业考核报名,协助申领《住院医师规范化培训合格证书》。考核基地由省级卫生计生行政部门遴选认定并报国务院卫生计生行政部门备案,承担结业考核任务。

## 第三章　过程考核

**第七条**　过程考核是对培训对象在培训期间临床能力水平与素质的动态评

价,由培训基地组织实施,主要包括日常考核、出科考核、年度考核,内容涉及医德医风、临床职业素养、出勤情况、临床实践能力、培训指标完成情况和参加业务学习情况等方面。培训基地应当按照《住院医师规范化培训内容与标准(试行)》的规定,严格过程考核。

**第八条** 日常考核和出科考核主要由培训轮转科室负责,出科考核原则上应当在培训对象出科前完成,并由专业基地审核其真实性和有效性。年度考核由培训基地组织实施,应当在培训对象完成每一年度培训后进行。过程考核结果需及时记录在住院医师规范化培训考核手册。

# 第四章 结业考核

**第九条** 结业考核是衡量培训整体效果的结果性综合评价,由省级卫生计生行政部门组织实施,分为临床实践能力考核和专业理论考核两部分。

临床实践能力考核主要检验培训对象是否具有规范的临床操作技能和独立处理本专业常见多发疾病的能力,采取模拟操作或临床操作等形式进行,各地应当严格要求,根据实际情况确定考核通过率。专业理论考核主要评价培训对象综合运用临床基本知识、经验,安全有效规范地从事临床诊疗活动的能力,原则上采用人机对话形式进行,考核试题应当从国家设立的理论考核题库中抽取。

**第十条** 结业考核在省级卫生计生行政部门认定的考核基地进行。

**第十一条** 结业考核原则上每年6月底前完成,省级卫生计生行政部门要提前3个月公布考核工作安排。

**第十二条** 取得《医师资格证书》且培训过程考核合格者,可根据省级卫生计生行政部门公布的结业考核有关安排,申请参加结业考核。

**第十三条** 考核申请人应当按要求通过网络或现场报名等方式提供有关报名材料。培训基地对报名材料进行初审,报省级卫生计生行政部门核准,向合格者发放结业考核准考证。

**第十四条** 承担结业考核任务的考官应当具有高级专业技术职称和住院医师规范化培训指导带教经历,经省级卫生计生行政部门组织的考官培训并认定。

# 第五章 结果评定与使用

**第十五条** 省级卫生计生行政部门应当于每年6月底前公布本辖区结业考核结果,对本人考核结果有异议者,可于结果公布之日起7个工作日内通过培训基地提出复核申请,复核工作由省级卫生计生行政部门负责。

**第十六条** 通过结业考核者,由省级卫生计生行政部门颁发国家统一制式的《住院医师规范化培训合格证书》,逐步将参加住院医师规范化培训并考核合格作为二级以上医疗卫生机构新进入医师的必备条件;到2020年,所有新进医疗岗位的本科及以上学历临床医师均接受住院医师规范化培训。

**第十七条** 各省(区、市)可将取得《住院医师规范化培训合格证书》作为申请参加相应专科医师规范化培训的优先条件;在全面启动住院医师规范化培训的省(区、市),作为临床医学专业中级技术岗位聘用的条件之一。

**第十八条** 未通过临床实践能力考核、专业理论考核或其中任一项者,根据培训基地所在地省级卫生计生行政部门有关规定可申请参加次年结业考核。

3年内未通过结业考核者,如再次申请结业考核,需重新参加住院医师规范化培训,培训相关费用由个人承担。

# 第六章 监督管理

**第十九条** 对培训考核中违纪违规行为的处理,参照《医师资格考试违纪违规处理规定》有关精神执行。

**第二十条** 省级卫生计生行政部门对在培训考核工作中有违纪违规行为的培训基地或考核基地,给予通报批评和限期整改的处理,情节严重的取消其培训基地或考核基地资格。对有关当事工作人员,根据情节轻重,提请其上级主管部门、单位根据有关规定予以相应处分。

**第二十一条** 培训基地对在过程考核中弄虚作假的培训对象予以批评、训诫,并责成其重新考核,情节严重的延长培训时间或取消培训资格。省级卫生计生行政部门对在结业考核中弄虚作假的培训对象,取消其考核资格和成绩,情节严重的取消次年参加考核资格。

**第二十二条** 因疾病等特殊原因不能参加结业考核的,需提交相应证明材料,经所在地省级卫生计生行政部门审核同意,可顺延一年参加结业考核。

# 第七章 附 则

**第二十三条** 本办法由国务院卫生计生行政部门负责解释。

**第二十四条** 本办法自发布之日起施行。

# 国家卫生计生委解读住培招收、考核办法政策

### 一、为什么要制定住院医师规范化培训招收、考核实施办法？

招收、考核工作是住院医师规范化培训体系的重要组成部分,对于满足各地培训需求、保证培训质量具有重要意义。前期出台的《关于建立住院医师规范化培训制度的指导意见》和《住院医师规范化培训管理办法(试行)》虽已对招收、考核工作提出了原则性要求,但在实际工作中发现,各地培训招收、考核存在工作安排时间不统一、全科等紧缺专业招收难、标准不一致等问题,为把好培训"入口关"和"出口关"确保培训质量,细化措施与具体要求,提高政策的可行性与操作性,特制定招收、考核实施办法以进一步推动制度落实。

### 二、国家在住院医师规范化培训招收、考核工作实施中的主要职责是什么？

国家卫生计生行政部门在培训招收工作中研究下达全国培训招收年度计划,统筹培训资源,推动各地、各专业均衡发展并指导监督各地招收工作实施。

在培训考核工作中负责研究制定考核标准,建立考核题库,规范考务管理,公布考核信息,统筹管理《住院医师规范化培训合格证书》。根据需要,可指定有关行业组织、单位协助负责相关具体工作。

### 三、各省和培训基地在招收、考核工作实施中的主要职责是什么？

各省卫生计生行政部门根据国家政策规定,负责制订本省(区、市)年度招收计划、考核方案;落实省域间招收工作协同任务;遴选建设考核基地,组建和培训管理考官队伍;监督指导本省(区、市)培训基地的招收、考核实施工作;公布本省(区、市)考核结果,颁发《住院医师规范化培训合格证书》。根据需要,省级卫生计生行政部门可指定有关行业组织、单位协助开展相关具体工作。

各培训基地要落实上级卫生计生行政部门的有关要求,开展本基地具体招收工作,进行培训过程考核,组织结业考核报名,并协助申领《住院医师规范化培训合格证书》。

## 四、招收计划分配原则是什么?

国家根据各地需求、培训能力等因素确定年度招收计划,要求东部省(市)要支持中西部地区开展培训招收,强调将全科等紧缺专业计划完成情况作为培训招收名额分配的重要依据。

## 五、何时开展培训招收工作?

省级卫生计生行政部门在深入调查研究本辖区培训需求的基础上,于上一年度9月底前向国家卫生计生行政部门上报下一年培训需求。

各地要在当年8月底前完成培训招收,并于9月底前将本年度实际招收情况报告国家卫生计生行政部门。

## 六、参加住院医师规范化培训的报名条件是什么?

凡热爱医疗卫生事业,品德良好,遵纪守法且符合临床、中医、口腔类别医师资格考试报考条件规定专业范围的应、往届本科及以上学历医学毕业生,或已取得《医师资格证书》需要接受培训的人员,以及满足培训基地所在地省级卫生计生行政部门规定的其他培训招收条件,培训招收以应届本科毕业生为主。

## 七、招收工作的具体流程是什么?

符合报名条件的人员根据规定自主报名,培训基地按照要求进行资格审核并组织招收考核,按照培训申请人填报志愿的顺序及招收考核结果,择优确定拟招收名单,并通过省级卫生计生行政部门规定的网络平台或其他适宜形式对拟招收名单进行公示,公示时间不少于7个工作日。各省(区、市)可在招收计划剩余名额内对未被录取的申请培训人员进行调剂,调剂时要优先满足全科和基层需求,确保完成国家下达的招收计划。

## 八、培训中的过程考核包括哪些内容?

过程考核主要包括日常考核、出科考核、年度考核,内容涉及医德医风、临床职业素养、出勤情况、临床实践能力、培训指标完成情况和参加业务学习情况等方面,由培训基地严格组织实施,过程考核结果需及时记录在住院医师规范化培训考核手册。

### 九、结业考核的内容有哪些?

结业考核是衡量培训整体效果的结果性综合评价,分为临床实践能力考核和专业理论考核两部分。临床实践能力考核主要检验培训对象是否具有规范的临床操作技能和独立处理本专业常见多发疾病的能力。专业理论考核主要评价培训对象综合运用临床基本知识、经验,安全有效地从事临床诊疗活动的能力。国家卫生计生行政部门或其指定的有关行业组织、单位制定考核要求,建立专业理论考核题库,制定临床实践能力考核标准,提供考核指导。

### 十、如何组织实施结业考核?

结业考核由各省(区、市)组织实施,原则上要于每年6月底前完成。取得《医师资格证书》且培训过程考核合格者,按要求通过网络或现场报名等方式提供有关报名材料。培训基地对报名材料进行初审,报省级卫生计生行政部门核准后,在省级卫生计生行政部门认定的考核基地参加结业考核。各省级卫生计生行政部门或其指定的行业组织、单位负责组织实施结业考核,从国家建立的理论考核题库抽取年度理论考核试题组织专业理论考核,安排实施临床实践能力考核。合格者颁发国家统一制式的《住院医师规范化培训合格证书》。未通过临床实践能力考核、专业理论考核或其中任一项者,根据培训基地所在地省级卫生计生行政部门有关规定可申请参加次年结业考核。

### 十一、如何保证培训考核质量?

为了加强培训过程管理,国家卫生计生行政部门将对培训组织实施工作的落实情况,定期组织专项督导,对工作不到位地区和单位予以通报批评;为了确保培训结业考核质量,严把"出口关",专业理论考核将从国家建立的理论考核题库中抽取试题,以确保标准一致;同时,国家将严格对临床实践技能考核的指导,各地应综合运用考核工作形成不合格者淘汰机制,促进培训质量提升。

### 十二、如何使用《住院医师规范化培训合格证书》?

逐步将参加住院医师规范化培训并考核合格作为二级以上医疗卫生机构新进入医师的必备条件,同时作为申请参加相应专科医师规范化培训的优先条件和临床医学专业中级技术岗位聘用的条件之一。

## 十三、在培训招收和考核中出现违纪违规情况的处理原则是什么？

对在培训招收工作中出现违纪违规的培训基地，视情节轻重给予通报批评直至取消其基地资格，并根据有关规定提请其主管机关、单位对当事人予以相应处分；对在培训考核工作中有违纪违规行为的培训基地或考核基地，给予通报批评和限期整改的处理，情节严重的取消其培训基地或考核基地资格。对有关当事工作人员，根据情节轻重，提请其上级主管部门、单位根据有关规定予以相应处分。

对在培训招收工作中弄虚作假的培训申请人，取消其本次报名、录取资格；对录取后无故不报到或报到后无故自行退出等情节严重者，3年内不得报名参加住院医师规范化培训；对在过程考核中弄虚作假的培训对象予以批评、训诫，并责成其重新考核，情节严重的延长培训时间或取消培训资格。对在结业考核中弄虚作假的培训对象，取消其考核资格和成绩，情节严重的取消次年参加考核资格。

# 第二节　浙江省住培考核规范

## 住院医师规范化培训临床实践能力结业考核
## 临床实践能力考核规程（口腔科）

为规范浙江省住院医师规范化培训临床实践能力考核考试站的标准化建设,提高考核质量,维护公平公正,逐步实现住院医师规范化培训考核水平的同质化,特制定本规程。

### 一、适用范围

本规程适用于浙江省住院医师规范化培训结业考核——口腔科专业临床实践能力考核评估。

### 二、制定依据

根据国家《住院医师规范化培训内容与标准（试行）》《口腔科住院医师培训细则》和《住院医师规范化培训考核实施办法（试行）》等要求,结合我省住院医师规范化培训的实际,特制定本规程。

### 三、考核对象

按照《住院医师规范化培训管理办法（试行）》规定要求招录的住院医师学员、符合国家有关规定的在读临床医学专业学位研究生,在规定时间内,在培训基地完成口腔科专业住院医师规范化培训的相关内容,培训过程考核合格,并取得《医师资格证书》。

### 四、考核内容

根据《口腔科住院医师培训细则》的要求,重点考核住院医师对口腔科多发病、常见病的独立诊治能力。临床实践能力考核范围涉及日常临床工作的各方面,包括:病史采集、体格检查、辅助检查应用和结果判断、诊断及鉴别诊断、医疗文书书写、病例分析、临床思维及决策、专科基本技能操作、医患沟通和人文关怀等。综合评估住院医师综合应用医学知识和诠释判断疾病特征的能力、接受咨询并解释患者疑问的能力、临床基本技能和操作掌握情况、人际沟通和交流能力等。

## 五、考核形式及考站设置

住院医师规范化培训临床实践能力结业考核采取客观结构式临床考核(objective structured clinical examination,OSCE)的方式,使用标准化病人、真实病人或在医学模拟人(模具)上实际操作,共设置临床结果判读(medical data interpreting)、病人接诊(patient interviewing)、医疗文书书写(medical documents writing)、临床思维与决策(clinical reasoning and decision making);临床技能操作(bedside procedure skills performing)等5个考站。具体的考核内容及要求见《浙江省住院医师规范化培训临床实践能力结业考核项目》(见附件1)。

## 六、各考站设置具体要求

1.第一考站:临床结果判读

【考核目的】考核住院医师对医学知识的应用和口腔科常见疾病特征的诠释能力。

【考核内容】X光片,其他实验室检查

【考核形式】人机对话考试

【考核用时】30分钟

【考核时间安排】提前至理论考核统一进行

【场地及设备要求】符合人机对话考试的场地

【考题要求】以案例分析单选题为主

【分值设置】100分

【结果评定】60分为合格线

2.第二考站:病人接诊

【考核目的】考核住院医师医学知识掌握和综合应用,高效的采集病史、完成体检、接受患者咨询的沟通技巧等能力。

【考核内容】口腔科病例1例。口腔科疾病的病史采集、体格检查和医患沟通的完整过程。其中体检内容包括与考核案例相关的重点身体部位的检查。

【考核形式】采用真实病人,并在征得病人同意后进行体格检查。推荐采用视频监控设备。

【考核用时】20分钟

【考核时间安排】临床实践能力结业考核时进行

【场地及设备要求】单独设立一个房间或在医院病房。考试设备：基本设备：桌子、牙椅、计时器、医用帽子、口罩、医用垃圾袋。

口腔一般器械和物品：一次性口腔器械盒（含口镜、探针、镊子、器械盘）、洗手设施（流动水源、肥皂、擦手纸巾/消毒毛巾、医用橡胶手套、指甲刀）、棉签、干棉球、棉卷、1%碘酊、2%碘酊（干扰项目）、0.1%氯己定、0.5%碘伏、3%双氧水、碘甘油、口杯、小冰棒、酒精灯、牙胶。

口腔专用设备、器械和物品：

①牙科综合治疗台（高速涡轮手机、低速手机、三用枪）、冰箱（制作储存冰棒）、高压灭菌器。

②专用器械：牙周探针、银汞合金充填器。

【建议病种】

①牙体牙髓病学：龋病、牙发育异常、牙髓疾病、根尖周病。

②牙周病学：牙龈疾病、牙周炎、种植体周围组织病变。

③口腔黏膜病学：口腔黏膜感染性疾病、口腔黏膜变态反应性疾病、口腔黏膜溃疡类疾病、口腔黏膜大疱类疾病、口腔黏膜斑纹类疾病。

④口腔颌面外科学：口腔颌面部感染、口腔颌面部创伤、口腔颌面部肿瘤及瘤样病变、唾液腺疾病、颞下颌关节疾病、先天性唇裂和腭裂。

⑤口腔修复学：牙体缺损、牙列缺损。

【病人要求】根据建议病种选择典型病例，且须征得病人同意。所选病人能积极配合，且语言表达清晰。提示病人对考生就病情提问。

【评分表】见附件2和附件3。

【考官要求】2人。

【分值设置】病史采集和体格检查各100分。

【结果评定】取病史采集和体格检查两项平均分为该考站最终得分，任一项低于80分即视为该考站不合格。

3.第三考站：医疗文书书写

该考站包括门诊病历和大病历2个小站。

### 3.1 门诊病历书写

【考核目的】考核住院医师的文字组织和概括能力；临床思维应用和知识应用能力。

【考核内容】主要包括主观简要病史、客观体检记录/检查结果、诊断评估与鉴别诊断以及诊疗计划等。

【考核形式】采用笔试的形式。根据"病人接诊"考站所采集的信息，按照病历书写要求现场手写一份门诊病历。

【考核用时】15 分钟

【考核时间安排】临床实践能力结业考核时进行

【场地及设备要求】标准 OSCE 考室

【病人要求】此站采用"病人接诊"考站的问诊结果

【评分表】见附件 4

【考官要求】2 人

【分值设置】100 分

【结果评定】80 分为合格线

### 3.2　大病历书写

【考核目的】考核住院医师对病史资料的整理、归纳、分析、书写的综合能力。

【考核内容】包括入院记录、首次病程记录、病程记录和出院记录等。

【考核形式】在过程考核时进行，随机抽取手写大病历一份；在临床实践能力结业考核时进行，在信息系统随机抽取大病历一份，并根据要求评分。

【考核用时】无

【考核时间安排】临床实践能力结业考核时进行/建议在过程考核中完成

【场地及设备要求】无

【评分表】见附件 5

【考官要求】2 人

【分值设置】100 分

【结果评定】90 分为合格线

4.第四考站:临床思维与决策

【考核目的】考核评价住院医师对疾病的诊断、鉴别诊断、处置、预后判断过程中的临床思维与决策、总结概括、语言表达等能力。

【考核内容】病史特点归纳、诊断及依据、鉴别诊断要点、治疗计划制订、人文职业素养以及表达能力等。

【考核形式】采取面试的形式

【考核用时】20 分钟

【考核时间安排】临床实践能力结业考核时进行

【场地及设备要求】标准 OSCE 考室

【考题要求】题干＋提问的形式。根据口腔科住院医师培训细则中关于病种的要求,事先设计案例和问题。住院医师要求总结病史资料、提出诊断思路、制定治疗计划,并回答针对专业知识的提问和病例相关的权衡决策以及职业素养的提问。要点是在面临多种治疗方案时,选择最合适病人的决策。

【评分表】见附件 6

【考官要求】2 人

【分值设置】100 分

【结果评定】80 分为合格线

5. 第五考站:临床技能操作

该考站包括基本技能操作、专科技能操作 2 个小站。

## 5.1 基本技能操作

【考核目的】考核住院医师对临床基本技能操作的掌握程度

【考核项目】心肺复苏术、气管插管术

【考核形式】模具操作

【考核用时】各 10 分钟

【考核时间安排】建议在过程考核中完成

【场地及设备要求】标准 OSCE 考室,有进行心肺复苏术、气管插管术的模具

【评分表】见附件 7

【考官要求】2 人

【分值设置】100 分/项

【结果评定】80 分为合格线(每项均需达到 80 分)

## 5.2 专科技能操作

【考核目的】考核住院医师的口腔科操作技能

【考核项目】从以下三个学科中随机抽取两个学科进行考核,再从该两门学科中随机各抽取 1 项技术进行考核。

口腔内科学(四抽一):①Ⅱ类洞牙体预备,银汞或树脂充填;②开髓术;③龈上洁治术或牙周系统检查与治疗设计;④根管治疗术:可以选其中,根管预备和根管长度测量,或根管充填术。

口腔颌面外科学(四抽一):①下牙槽神经阻滞麻醉术;②十字交叉绷带包扎;③拔牙术:阻生牙、残根或残冠拔除;④脓肿切开引流术(可在模型上)。

口腔修复学(三抽一):①全冠的牙体预备、印模;②嵌体的牙体预备、印模;

③肯氏Ⅰ类、Ⅱ类的牙列缺损的可摘局部义齿的牙体预备、印模和模型设计。

【考核形式】采用真实病人或在模具上操作。

【考核用时】30分钟/项

【考核时间安排】临床实践能力结业考核时进行。

【场地及设备要求】标准的OSCE考室,根据不同的考核项目,准备不同的模具与材料。

所需器械、材料及设备准备:

基本设备:桌子、牙椅、高压灭菌器、计时器、医用帽子、口罩、医用垃圾袋。

口腔一般器械和物品:一次性口腔器械盒(含口镜、探针、镊子、器械盘)、棉签、干棉球、棉卷、1%碘酊、2%碘酊(干扰项目)、3%双氧水、碘甘油、冲洗器、生理盐水、藻酸盐类印模材料、基托红蜡片、1#缝合线、弹性绷带、绷带、消毒纱布、胶布、橡皮引流条、不含氟牙膏、酸蚀剂、黏结剂、纸杯、小冰棒、缝合用橡皮片、脓肿贴片、仿真牙齿、收敛剂、硅橡印模材料和藻酸盐印模材料。

口腔专用设备、器械和物品:牙科综合治疗台(高速涡轮手机、低速手机、三用枪)、冰箱(制作储存冰棒)、模型观察器。

专用设备与模型:仿真头颅模型、颅骨/下颌骨、专用口内缝合模型、专用牙槽脓肿切开和模型观察器。

专用器械:平头金属柄器械(如:金属口镜/银汞充填器)、牙周探针、扩大针、根管锉、手用洁治器(含直角形、大镰刀形、弯镰刀形、牛角形)、各型托盘、调刀、调碗、雕刻刀、酒精灯、小缝合包[蚊式止血钳、持针器、线剪、缝合针(弯圆针)、镊子]、11#手术刀柄、刀片、牙龈分离器、刮匙、各类拔牙钳、剪刀、小毛刷、镊子、牙刷、注射器、针头、金刚砂车针(以MANI为例:TR13、TR11/TF11、TF22、EX20、EX21、EX21F、EC21F、TR13F、TR13EF)、钻针(裂钻、小球钻、倒锥钻)和排龈器。

【考题要求】设计相关题干,根据题干内容,先由考生判断专科技能操作项目,再进行该项专科技能操作考核。

【评分表】见附件8

【考官要求】2人

【分值设置】110分/项

【结果评定】80分为合格线(每项均需达到80分)

# 浙江省住院医师规范化培训临床实践能力考核
# 考官选派条件和主要职责

考官是住院医师规范化培训临床实践能力考核过程中的执考者,他们的素质和执考水平直接影响到考核的质量。合理设置考官、明确考官职责和选派条件,是实现我省住院医师规范化培训临床实践能力考核公平、公正的重要保障。

## 一、考官设置

每个临床实践能力考核基地设总考官 1 名,一般由培训基地负责人担任;每个学科设主考官 1 名,由考核基地指定;

每个考站设 2 名考官,其中 1 名考官由考核基地选派,另外 1 名考官从其他单位选派。

## 二、考官职责

总考官:全面负责所在临床实践能力考核基地的组织协调工作,指导和监督主考官和考官进行临床实践能力考核执考,处理考核过程中遇到的各类突发情况。

主考官:负责所在专业学科考组的执考工作,协调和监督其他考官按照评分标准对考生应试情况予以评分。

考官:严格按照临床实践能力考核相关要求,对照评分标准对考生应试情况进行评分。

## 三、各类考官应具备的条件

### (一)考官条件

1.为人正直,品行端正,有良好的医德医风。

2.遵守国家法律,遵守考试保密规定,严格执行考试纪律。

3.具有副主任医师及以上专业技术职务或三年以上主治医师并有指导住院医师培训的经历。

4.经省卫生健康委员会组织的考官培训合格,持有考官证。

（二）主考官条件

除具备考官的条件外，还应具备副主任医师及以上专业技术职务，并有5年以上临床实践或带教工作经历。

（三）总考官条件

除具备考官的条件外，还应具备：

1.主任医师专业技术职务，具有丰富的临床实践及带教工作经验；

2.具备较强的组织协调能力，能解决本考核基地考核过程中发生的各类突发事件。

# 浙江省住院医师规范化培训临床实践能力结业考核考官须知

临床实践能力结业考核是浙江省住院医师规范化培训的重要工作之一,考官必须以高度的责任心,按规定执行考核判分工作,保证考核公平、公正。

1.考官本人应接受浙江省卫生计生委组织的考前培训,明确考核的内容、流程、评分要求、标准及考场规则。

2.考官名单一旦确定,原则上不得随意更改,如因特殊原因不能参加考核工作,应提前一周告知省卫生计生委科教处。

3.考官应在开考前45分钟到达考核基地,向考核基地总考官报到。

4.考官接卷后不得离开存放试卷的地点,核对卷袋上的科目,检查卷袋的密封封条是否完整,如有问题,立即向考核基地的总考官或考核基地有关管理部门报告。

5.考核前,考官应核对考生的相关信息,并检查应考者的"身份证(军官证)""准考证"。凡两证不全者,不得参加考核。如发现有人代考,应立即报告考核基地的总考官,取消其考核资格,同时要查明代考人的身份,并作详细的考场记录。

6.考官负责本考站考生的现场抽题。

7.考官应根据试题内容、评分标准判分。原则上不得随意增减和更改考核内容、评分标准。如对试题内容、评分标准有异议,可向主考官提出,由主考官统一回答和解决。

8.考官应根据规定计算考生的最终得分,不得随意更改考生的得分。

9.在考场内,考官不得对试题内容、题意做任何解释和提示。如考生提出试卷有问题,可及时报告主考官,由主考官统一回答。

10.考官要严格执行考场纪律,如发现应考者有违反《考场规则》的举动或作弊行为,应立即制止,并将作弊考生领至主考官处,由主考官指定工作人员处理。

11.考官要关心爱护应考者。若有人发生急病,应及时报主考官,请医务人员诊断、治疗。对不能坚持应考者,应说明停考。

12.考核结束后,考官应清点试卷、评分要求和评分表,并经主考官检查无误签名后,交送考场工作人员。一旦发现试卷、评分要求、评分表丢失,应立即报告考试基地的总考官,迅速追查。

13.考官要模范地遵守考场纪律,在场内不准吸烟,不得接听手机、阅读书报和谈笑,不准抄题、做题,不得将试题带出考场,更不得以任何形式营私舞弊。如有考官自盗或营私舞弊者,按泄露国家机密追究责任。

**附件 1**

# 2021 年浙江省住院医师规范化培训临床
# 实践能力结业考核项目

| 考站名称 | | 考核内容 | 考核形式 | 考官人数 | 考核用时 | 分值 | 合格分值 | 备 注 |
|---|---|---|---|---|---|---|---|---|
| 临床结果判读 | | X 线、CT 或 MRI、超声、心电图，其他实验室检查 | 人机对话考试 | — | 30' | 100 分 | 60 分 | |
| 病人接诊 | 病史采集 | 病史采集、医患沟通 | 临床/模拟临床 | 2 人 | 20' | 100 分 | 80 分 | 挑选考核规定的建议选用病种，对病人/SP 进行重点问诊，并按要求检查相应部位 |
| | 体格检查 | 重点/专科体格检查 | | | | 100 分 | 80 分 | |
| 医疗文书书写 | 门诊病历 | 门诊病历 1 份 | 根据病人接诊考站的病例手写一份门诊病历 | 2 人 | 15' | 100 分 | 80 分 | 考官根据考核要求评分 |
| | 大病历 | 病历 1 份 | 从住院医师规范化培训信息管理系统中随机抽取 1 份大病历进行考核评分 | 2 人 | — | 100 分 | 80 分 | 考官根据考核要求评分 |
| 临床思维与决策 | | 根据所给的病例回答问题 | 面试 | 2 人 | 20' | 100 分 | 80 分 | 根据各学科培训标准及考试大纲中的要求，单独命题并考核，考官根据考核要求评分 |
| 基本技能操作 | 心肺复苏 | 心肺复苏术 | 临床/模拟临床 | 2 人 | 10' | 100 分 | 80 分 | 心肺复苏术或气管插管术，按各 50% 的概率抽取，进行考核，考官根据考核要求评分 |
| | 气管插管 | 气管插管术 | 临床/模拟临床 | 2 人 | 10' | 100 分 | 80 分 | |
| 专科技能操作 | | 根据案例判断进行技能操作 | 临床/模拟临床 | 2 人 | 30'/项 | 110 分 | 80 分 | 根据专科技能操作项目目录，单独命题并考核，考官根据考核要求评分 |

附件 2

# 浙江省住院医师规范化培训临床实践能力结业考核
# 病史采集评分表

| 考生姓名 | | | 准考证号 | |
|---|---|---|---|---|
| 培训学科 | | | 考核基地 | |
| 考核时间 | | | | |
| 评分项目 | 评分要素 | | 标准分 | 得分 |
| 一般情况 | 检查者自我介绍(姓名、职务或职责,每项1分) | | 2 | |
| | 询问患者的姓名、年龄、病历号、职业、籍贯等基本情况(每项1分) | | 5 | |
| 现病史 | 主诉:起病情况与时间(每项2.5分) | | 5 | |
| | 发病诱因 | | 2 | |
| | 主要症状和发病过程(每项4分) | | 8 | |
| | 伴随症状和阴性鉴别症状(每项2.5分) | | 5 | |
| | 诊疗经过(诊治单位、检查结果、治疗措施、用药情况及治疗效果等,每项1分) | | 5 | |
| | 目前一般状况(饮食、睡眠、大小便、体重变化等,每项1分) | | 5 | |
| 既往史 | 曾患病及长期用药史、手术外伤史、食物药物过敏史、传染性疾病史、输血史、预防接种史等(每项2分) | | 12 | |
| 个人史 | 吸烟史、饮酒史、婚育史(女性患者为月经婚育史)等(每项2分) | | 6 | |
| 家族史 | 家庭中与本病相似的病情、两系三代遗传疾病史(每项2.5分) | | 5 | |
| 问诊技巧 | 问诊有条理和重点,顺序流畅(4分),体现鉴别诊断思维(4分) | | 8 | |
| | 问诊语言恰当,不过度引导或指责患者 | | 5 | |
| | 问诊全程有对患者境遇表示同情和鼓励 | | 5 | |
| 医患沟通 | 医患沟通态度和蔼,表述专业到位 | | 5 | |
| | 总结病史信息,主动和患者或家属进行初步沟通(每项5分) | | 10 | |
| | 针对患者提问,能耐心提供专业建议 | | 5 | |
| | 主动了解患者家庭经济支付能力和医疗保障情况 | | 2 | |
| 合　计 | | | 100 | |

考官签字:

## 附件 3
# 浙江省住院医师规范化培训临床实践能力结业考核
## 体格检查评分表（口腔科通用）

| 考生姓名 | | | 准考证号 | |
|---|---|---|---|---|
| 培训学科 | | | 考核基地 | |
| 考核时间 | | | | |
| 评分项目 | 评分要素 | | 标准分 | 得分 |
| 专科检查 | 诊前洗手 | | 2 | |
| | 检查器械准备 | | 3 | |
| | 口腔前庭检查 | | 5 | |
| | 牙、牙列及咬合关系检查 | | 5 | |
| | 张口度检查 | | 5 | |
| | 固有口腔及口咽检查 | | 5 | |
| | 颌面部主要颜面器官的检查 | | 5 | |
| | 颈部一般检查 | | 5 | |
| | 颈部淋巴结检查 | | 5 | |
| | 颞下颌关节动度检查 | | 5 | |
| | 咀嚼肌检查 | | 5 | |
| | 下颌运动检查 | | 5 | |
| | 腮腺检查（一般检查、分泌功能检查）各 5 分 | | 10 | |
| | 下颌下腺检查（一般检查、分泌功能检查）各 5 分 | | 10 | |
| | 舌下腺检查 | | 5 | |
| 其他查体 | 有鉴别诊断思路，进行除专科体检外其他查体 | | 5 | |
| | 结合病例，其他查体的部位选择正确 | | 5 | |
| | 查体手法正确，操作停留时间足够 | | 5 | |
| 整体评价 | 体检过程连贯有序，动作轻柔，体现人文关怀 | | 3 | |
| | 废物、废料处理恰当，物品复原整理有序 | | 2 | |
| 合　计 | | | 100 | |

考官签字：

附件 4

# 浙江省住院医师规范化培训临床实践能力结业考核
## 门诊病历评分表

| 考生姓名 | | | 准考证号 | |
|---|---|---|---|---|
| 培训学科 | | | 考核基地 | |
| 考核时间 | | | | |
| 评分项目 | 评分要素 | | 标准分 | 得分 |
| 病历书写（S） | 对现病史概括简练，重点突出 | | 10 | |
| | 病历书写格式标准 | | 10 | |
| 客观检查结果（O） | 对疾病诊断有意义的检查描述正确、到位 | | 5 | |
| | 与疾病相关的辅助检查结果描述正确、到位 | | 5 | |
| 诊断评估与鉴别诊断（A） | 诊断依据概括简洁、完整 | | 5 | |
| | 诊断依据不堆砌，内容不空洞 | | 5 | |
| | 各项诊断均有病史、体检、辅助检查的依据 | | 5 | |
| | 诊断主次排序准确 | | 5 | |
| | 鉴别诊断结合患者主要诊断展开，分析有条理 | | 10 | |
| | 未出现与诊断无关的鉴别诊断 | | 5 | |
| 治疗情况（P） | 治疗符合基本治疗原则，与相关诊断对应 | | 10 | |
| | 治疗时椅位标准，操作规范、无菌原则 | | 10 | |
| | 诊疗计划体现患者病情个体化原则 | | 5 | |
| 总体 | 门诊病历整体书写简洁扼要，临床思路清晰 | | 5 | |
| | 字迹整洁 | | 5 | |
| 合　计 | | | 100 | |

考官签字：

**附件 5**

# 浙江省住院医师规范化培训临床实践能力结业考核
# 大病历评分表

| 考生姓名 | | | 准考证号 | |
|---|---|---|---|---|
| 培训学科 | | | 考核基地 | |
| 考核时间 | | | | |
| 评分项目 | | 评分要素 | 标准分 | 得分 |
| 入院记录 | 一般项目 | 姓名、性别、年龄、职业等 | 2 | |
| | 主　诉 | 简明、扼要、完整,原则上不用诊断名称 | 2 | |
| | 现病史 | 起病时间、诱因、症状、缓解因素,治疗经过,具有鉴别诊断意义的阴性病史,发病后一般情况,与本病无关但仍需治疗的其他疾病情况 | 8 | |
| | 既往史等 | 既往史、个人史、过敏史、婚育史、月经史、家族史等 | 3 | |
| | 体格检查 | 各大系统体检项目完整、准确、规范,专科体检记录完整,有鉴别诊断意义的阴性体征无遗漏 | 4 | |
| | 辅助检查 | 与本次疾病相关的主要辅助检查及其结果 | 2 | |
| | 诊　断 | 书写准确,初步诊断合理规范,修正、补充记录在病程录中相应的诊断依据 | 4 | |
| 首次病程记录 | 病历特点 | 归纳简单明了、重点突出 | 4 | |
| | 诊断依据 | 各项诊断均有病史、体检、辅助检查的支持 | 6 | |
| | 鉴别诊断 | 结合患者,分析有条理,思路清晰 | 4 | |
| | 诊疗计划 | 提出具体的检查及治疗措施安排 | 6 | |
| 病程记录 | 时　间 | 病危>1次/天,病重>1次/2天,病情稳定1次/3天 | 5 | |
| | 内　容 | 准确反映病情变化及诊治过程,有病情分析辅助检查结果有记录及分析<br>重要医嘱更改(抗生素及专科用药)记录及时、理由充分<br>交接班记录、转科记录、阶段小结按时完成,格式符合要求<br>重要操作、抢救记录及时、完整<br>病例讨论记录翔实、层次清楚、重点突出<br>(每项5分) | 30 | |
| | 上级医师查房记录 | 规定时间内完成(主治每周2次,副高以上每周1次)记录真实、层次清楚、重点突出 | 5 | |

**续表**

| 评分项目 | | 评分要素 | 标准分 | 得分 |
|---|---|---|---|---|
| 出院记录 | 一般情况 | 姓名、性别、年龄、入院日期、出院日期、住院天数 | 2 | |
| | 入院情况 | 简洁明了、重点突出，入院诊断合理 | 2 | |
| | 诊疗经过 | 住院期间的病情变化、检查结果、治疗经过及效果表述清楚 | 5 | |
| | 出院情况 | 主要症状、体征、辅助检查结果记录清楚、完整 | 2 | |
| | 出院诊断 | 完整、规范 | 2 | |
| | 出院医嘱 | 全面、具体（药物及非药物治疗、生活指导、复诊时间） | 2 | |
| 合　计 | | | 100 | |

考官签字：

**附件 6**

# 浙江省住院医师规范化培训临床实践能力结业考核
# 临床思维与决策评分表

| 考生姓名 | | | 准考证号 | |
|---|---|---|---|---|
| 培训学科 | | | 考核基地 | |
| 考核时间 | | | | |
| 序　号 | 评分项目 | | 标准分 | 得分 |
| 1 | 病史特点归纳 | | 15 | |
| 2 | 诊断及依据 | | 15 | |
| 3 | 鉴别诊断要点 | | 15 | |
| 4 | 治疗原则和措施 | | 15 | |
| 5 | 专业知识提问(根据题量分配) | | 15 | |
| 6 | 伦理、人文及职业素养提问(根据题量分配) | | 15 | |
| 7 | 提炼概括和沟通表达能力 | | 10 | |
| 合　计 | | | 100 | |

考官签字：

**附件 7**

# 浙江省住院医师规范化培训临床实践能力结业考核
# 基本技能操作评分表

## （气管插管术）

| 考生姓名 | | | 准考证号 | |
|---|---|---|---|---|
| 培训学科 | | | 考核基地 | |
| 考核时间 | | | | |
| 评分项目 | 评分要素 | | 标准分 | 得分 |
| 物品准备 | 洗手，戴帽子、口罩，签署知情同意书<br>核对患者身份，评估患者状态，判断是否存在困难插管可能性（口述完成） | | 5 | |
| | 根据患者情况选择气管导管，并检查气囊通畅，无漏气<br>准备喉镜，选择镜片，检查灯光 | | 5 | |
| | 其他：手套、吸痰器、球囊面罩、气插导芯、注射器、胶布、牙垫、听诊器 | | 5 | |
| 操作过程 | 1.将患者仰卧，头后仰，颈上抬，使口、咽部和气管成一直线以便直视插管。球囊/面罩给氧（口述通气 2 分钟） | | 10 | |
| | 2.右手拇指推开患者下唇和下颌，食指抵住门齿，必要时使用开口器清除呼吸道内异物 | | 10 | |
| | 3.左手持喉镜沿右侧口角进入口腔，压住舌背，显露悬雍垂。慢推镜片达舌根，见到会厌，上提镜片显露声门 | | 10 | |
| | 4.气管导管沿喉镜压舌板凹槽放入，到声门时轻旋导管进入气管，同时取出导芯，把气管导管轻轻送入，注意插管深度，安置牙垫，拔出喉镜（置入导芯超过管尖扣 5 分，各类插管失败不得分，再次插管未先通气 扣 5 分） | | 15 | |
| | 5.先向导管前端气囊内充气 3～5mL，再用简易人工呼吸器压入气体，观察胸廓起伏情况，并且用听诊器听双肺呼吸音有无对称，以确定导管已在气管内（未发现插入气管并固定，不得分） | | 15 | |
| | 6.胶布固定气管导管与牙垫 | | 5 | |
| 总体评价 | 操作过程整体熟练程度 | | 10 | |
| | 问答：插管的适应证和禁忌证 | | 10 | |
| 合　计 | | | 100 | |

考官签字：

# 浙江省住院医师规范化培训临床实践能力结业考核
# 基本技能操作评分表

## （心肺复苏术）

| 考生姓名 | | | 准考证号 | |
|---|---|---|---|---|
| 培训学科 | | | 考核基地 | |
| 考核时间 | | | | |

| 评分项目 | 评分要素 | 标准分 | 得分 |
|---|---|---|---|
| 评估 | 评估环境安全 | 5 | |
| 识别与呼救 | 评估患者有无反应并呼救,立即启动或让人启动应急反应(EMS)系统并获取除颤仪 | 10 | |
| 识别心脏骤停 | 检查有无呼吸或呼吸是否正常 | 5 | |
| | 同时触摸颈动脉搏动,用时至少5秒,但不超过10秒 | 5 | |
| 摆放体位 | 患者仰卧并放于硬质地面,医生位于患者右侧 | 5 | |
| 高质量的胸外心脏按压 | 按压部位为胸骨下半段即两乳头连线中点稍下方,不能压于剑突位置 | 5 | |
| | 双手位置交叉,上臂保持竖直,肘部不能屈曲 | 5 | |
| | 以100～120次/分的速率实施胸外按压 | 5 | |
| | 按压深度达到5cm,但不超过6cm | 5 | |
| | 每次按压后胸壁是否充分回弹 | 5 | |
| | 按压中断时间不超过10秒 | 5 | |
| 人工呼吸与胸外按压的配合 | 给予患者足够的通气,30次按压后2次人工呼吸 | 10 | |
| 人工呼吸 | 方法比率正确(每次吹气用1秒,2次吹气时间不超过10秒) | 10 | |
| | 人工呼吸有效,见胸部抬起,避免过度通气 | 5 | |
| 复苏效果判断 | 5个循环后,检查颈动脉搏动与自主呼吸 | 5 | |
| 总体评价 | 操作过程熟练,顺序正确 | 10 | |
| 合　计 | | 100 | |

考官签字:

**附件 8**

# 浙江省住院医师规范化培训临床实践能力结业考核
# 专科技能操作评分表

### （口腔内科——Ⅱ类洞牙体预备）

| 考生姓名 | | 准考证号 | |
|---|---|---|---|
| 培训学科 | | 考核基地 | |
| 考核时间 | | | |

| 评分项目 | 评分要素 | 标准分 | 得分 |
|---|---|---|---|
| 操作判断 | 根据题干判断该做何种技能操作,判断正确得 5 分,判断错误不得分,由考官告知其正确操作项目,考生进行技能操作 | 5 | |
| 操作前准备 | 诊断明确 | 3 | |
| | 患者体位与灯光调节 | 3 | |
| | 洗手,戴口罩、手套及防护面罩 | 3 | |
| | 围兜及吸唾装置 | 3 | |
| | 器械的选择:正确选择窝洞预备车针 | 3 | |
| 操作过程 | 1.以无名指或中指作为支点,支点稳固,操作熟练 | 5 | |
| | 2.去净腐质,保存活髓,保存健康牙体组织,制备抗力形和固位形,先制备邻面洞,再预备固位的牙合面洞 | 5 | |
| | 3.腐质去除干净,牙髓完好,不过多伤害健康牙体组织 | 5 | |
| | 4.裂钻或金刚砂车针从牙齿牙合面的近中或远中边缘嵴钻入,点磨,不可持续向髓腔施压,同时向颊舌向扩展 | 5 | |
| | 5.裂钻或金刚砂车针自邻面洞口从釉牙本质界 0.5～1mm 处,沿牙合面中央水平扩展,制备鸠尾固位形 | 5 | |
| | 6.底平壁直,点线角圆钝 | 5 | |
| | 7.洞缘线圆缓流畅,去除无基釉 | 5 | |
| | 8.洞深位于牙本质浅层,大小适当,无穿髓孔 | 5 | |
| | 9.略向牙合面聚拢的梯形,龈壁平直 | 5 | |
| | 10.龈阶位于釉牙骨质界上至少 1mm,深度位于釉牙本质界内 0.5～1mm,颊舌洞缘位于外展隙轴角内 | 5 | |
| | 11.宽度为颊舌尖间距的 1/4～1/3 | 5 | |
| | 12.膨大的尾部位于牙合面窝内 | 5 | |
| | 13.峡部位于轴髓线角内侧,不破坏斜嵴 | 5 | |

| 评分项目 | 评分要素 | 标准分 | 得分 |
|---|---|---|---|
| 操作后处理 | 操作熟练有序(4 分),按时完成(3 分),器械正确归位(3 分) | 10 | |
| 总体评价 | 洞型制备符合抗力形(5 分)和固位形(5 分)的要求 | 10 | |
| 操作后提问 | 简述 GV Black 分类的 Ⅱ/Ⅲ/Ⅳ类洞 | 5 | |
| 合　计 | | 110 | |

考官签字:

# 浙江省住院医师规范化培训临床实践能力结业考核
# 专科技能操作评分表

## （口腔内科——开髓术）

| 考生姓名 | | | 准考证号 | |
|---|---|---|---|---|
| 培训学科 | | | 考核基地 | |
| 考核时间 | | | | |
| 评分项目 | | 评分要素 | 标准分 | 得分 |
| 操作判断 | | 根据题干判断该做何种技能操作,判断正确得 5 分,判断错误不得分,由考官告知其正确操作项目,考生进行技能操作 | 5 | |
| 操作前准备 | | 调节体位与灯光 | 2 | |
| | | 六步洗手法 | 2 | |
| | | 戴防护眼镜、口罩及手套 | 2 | |
| | | 围兜和吸唾装置 | 4 | |
| | | 影像学资料 | 5 | |
| 操作过程 | 操作要点 | 以无名指或中指作为支点 | 5 | |
| | | 支点的位置,支点稳固 | 5 | |
| | | 涡轮机和车针正确使用 | 5 | |
| | | 操作动作及顺序 | 5 | |
| | 洞型评价 | 开髓部位 | 5 | |
| | | 洞口大小 | 5 | |
| | | 洞型适宜 | 5 | |
| | | 髓室顶去除干净 | 5 | |
| | | 髓底有无破坏 | 5 | |
| | | 侧壁有无破坏 | 5 | |
| | | 寻找根管口 | 5 | |
| | | 根管口暴露清晰,自开髓孔可直线探入根管 | 5 | |
| | | 对于后牙有条件时可使用显微镜,避免根管遗漏 | 5 | |

| 评分项目 | 评分要素 | 标准分 | 得分 |
|---|---|---|---|
| 操作后处理 | 牙齿的冠方封闭 | 10 | |
| 总体评价 | 操作熟练有序,按时完成 | 10 | |
| 操作后提问 | 不同牙位开髓部位及洞型描述 | 5 | |
| 合　计 | | 110 | |

考官签字:

# 浙江省住院医师规范化培训临床实践能力结业考核
# 专科技能操作评分表

(口腔内科——根管预备与长度测量)

| 考生姓名 | | 准考证号 | |
|---|---|---|---|
| 培训学科 | | 考核基地 | |
| 考核时间 | | | |

| 评分项目 | 评分要素 | 标准分 | 得分 |
|---|---|---|---|
| 操作判断 | 根据题干判断该做何种技能操作,判断正确得 5 分,判断错误不得分,由考官告知其正确操作项目,考生进行技能操作 | 5 | |
| 操作前准备 | 调节体位与灯光 | 2 | |
| | 六步洗手法 | 2 | |
| | 戴防护眼镜、口罩及手套 | 2 | |
| | 术区隔离,围兜及吸唾装置 | 4 | |
| | 拍摄根尖 X 线片 | 5 | |
| 操作过程 | 1.寻找根管口,采用探针等进行根管口的探查 | 5 | |
| | 2.对于后牙,有条件时可使用显微镜,避免根管遗漏 | 5 | |
| | 3.探查根管及去除残髓,使用小号器械(8♯、10♯、15♯K 锉或 C+锉)进行根管探查 | 5 | |
| | 4.注意根管的弯曲度、狭窄度、有无钙化等情况 | 5 | |
| | 5.根管口扩大,采用 G 钻或大锥度镍钛器械扩大根管口及根管的冠 1/3 | 5 | |
| | 6.确定工作长度,使根管预备终止在根尖最狭窄处,可结合电测法、诊断丝、拍片法 | 5 | |
| | 7.建立直线通路,通畅根管,建立可重复的通路 | 5 | |
| | 8.根据常用镍钛根管预备器械的特点,选择适合的器械按操作规范预备根管 | 5 | |
| | 9.常用镍钛根管预备器械操作步骤及操作要点(操作手法、必要的回锉与疏通) | 5 | |
| | 10.根管润滑和冲洗,应用 17% EDTA,配合 0.5%～5.25%的次氯酸钠溶液进行根管的润滑和冲洗 | 5 | |
| | 11.必要时配合超声,以有效去除玷污层 | 5 | |
| | 12.评估根尖孔宽度与位置,评估根管预备是否完成 | 5 | |
| | 13.根管消毒,常规使用氢氧化钙制剂根管内封药,也可根据情况使用抗生素制剂或生物诱导性材料 | 5 | |

| 评分项目 | 评分要素 | 标准分 | 得分 |
|---|---|---|---|
| 操作后处理 | 冠方封闭,就诊间隔需使用可靠的材料对髓腔进行暂时充填 | 10 | |
| 总体评价 | 操作熟练有序,按时完成 | 10 | |
| 操作后提问 | 根管预备的目的 | 5 | |
| 合　计 | | 110 | |

考官签字:

# 浙江省住院医师规范化培训临床实践能力结业考核
# 专科技能操作评分表

## （口腔内科——根管充填术）

| 考生姓名 | | 准考证号 | |
|---|---|---|---|
| 培训学科 | | 考核基地 | |
| 考核时间 | | | |

| 评分项目 | 评分要素 | 标准分 | 得分 |
|---|---|---|---|
| 操作判断 | 根据题干判断该做何种技能操作,判断正确得 5 分,判断错误不得分,由考官告知其正确操作项目,考生进行技能操作 | 5 | |
| 操作前准备 | 调节体位与灯光 | 3 | |
| | 六步洗手法 | 4 | |
| | 戴防护眼镜、口罩及手套 | 4 | |
| | 术区隔离,常规使用橡皮障及吸唾装置 | 4 | |
| 操作过程 | 1.根管充填时机的掌握 | 5 | |
| | 2.选择与预备后的根管相匹配的主牙胶尖 | 5 | |
| | 3.选择合适的根管封闭剂 | 5 | |
| | 4.侧压器的选择和预插(冷侧压技术)或者选择合适的垂直加压器与携热头(热垂直加压技术) | 5 | |
| | 5.充填前需对根管进行充分的冲洗并拭干 | 5 | |
| | 6.选择合适的主尖并试尖,可以到达工作长度,并且根尖段有夹持感 | 5 | |
| | 7.封闭剂的量不应过多 | 5 | |
| | 8.牙胶与适量封闭剂配合使用,三维充填根管,长度至根尖基点 | 5 | |
| | 9.采用冷侧压或热垂直加压技术,以保证根管充填,尤其是根尖三分之一充填的致密 | 5 | |
| | 10.充填完成后,清理髓腔内残存的根充材料,有效封闭根管口和髓腔 | 5 | |
| | 11.根充后应拍摄根尖 X 线片进行质量评价。X 线片显示根管内充填材料致密,距 X 线片的根尖 0.5～2.0mm,且根尖部无 X 线透射的根管影像为恰填 | 5 | |
| | 12.根管内材料不致密,或距 X 线片的根尖大于 2mm 为欠填,欠填应重新进行根管预备和充填。根充材料超出根尖孔(超填),根管内充填材料不致密,需取出后重新进行根管充填 | 5 | |
| | 13.髓腔封闭与暂时充填,从根管充填后到患牙永久修复前,应严密封闭髓腔,防止根管的再感染 | 5 | |

| 评分项目 | 评分要素 | 标准分 | 得分 |
|---|---|---|---|
| 操作后处理 | 根管充填术后需告知患者口腔保健的要点、定期口腔检查的必要性及牙体修复的时机与必要性 | 10 | |
| 总体评价 | 操作熟练有序,按时完成 | 10 | |
| 操作后提问 | 根管充填的基本目标 | 5 | |
| 合　计 | | 110 | |

考官签字:

# 浙江省住院医师规范化培训临床实践能力结业考核
# 专科技能操作评分表

（口腔内科——龈上洁治术）

| 考生姓名 | | | 准考证号 | |
|---|---|---|---|---|
| 培训学科 | | | 考核基地 | |
| 考核时间 | | | | |
| 评分项目 | 评分要素 | | 标准分 | 得分 |
| 操作判断 | 根据题干判断该做何种技能操作,判断正确得5分,判断错误不得分,由考官告知其正确操作项目,考生进行技能操作 | | 5 | |
| 操作前准备 | 患者准备:核对患者信息(1分)。评估患者状态,明确适应证,判断是否存在禁忌证(3分)。操作中的患者配合及注意事项(2分)。协助患者摆好体位:取仰卧位(2分)。术前含漱,患者用3%过氧化氢溶液或0.12%氯己定含漱1分钟(2分) | | 10 | |
| | 操作者准备:洗手,戴口罩、帽子、防护眼镜或面罩 | | 3 | |
| | 物品准备:一次性治疗盘、铺巾、口镜、镊子、探针、吸唾管、超声洁治器、工作头等 | | 2 | |
| 操作过程 | 1.根据患者牙石情况选择合适的工作头(3分)。开机后根据牙石厚薄调节功率大小,以能将牙石清除为准(4分);调节水量至工作头顶端见水雾喷溅(3分) | | 10 | |
| | 2.握笔式/改良握笔式轻持器械(5分),有支点(5分) | | 10 | |
| | 3.工作头的放置:工作头前端与牙面以0°~15°角接触牙石下方来回移动,通过工作头的超声震动将牙石击碎并振落(8分),轻侧向压力(2分) | | 10 | |
| | 4.全口牙齿分区段(5分),有顺序的进行洁治(5分) | | 10 | |
| | 5.超声洁治后用探针仔细检查有无遗漏牙石,特别是牙齿邻面(5分),必要时可用手用器械清除(5分) | | 10 | |
| | 6.牙周冲洗,根据患者情况择行局部药物治疗 | | 5 | |
| | 7.操作过程中根据操作区域不同,合理调整椅位(4分)、体位(3分)及光源(3分) | | 10 | |
| 操作后处理 | 复位患者体位,交代患者注意事项(2分),口腔卫生宣教(3分) | | 5 | |
| | 物品复原整理,污物的处理与放置 | | 5 | |

续表

| 评分项目 | 评分要素 | 标准分 | 得分 |
|---|---|---|---|
| 总体评价 | 整个操作过程体现人文关怀,保护患者隐私 | 5 | |
| | 操作规范,熟练有序,完成及时 | 5 | |
| 操作后提问 | 根据病例口腔情况,考官随机提问 1 道问题 | 5 | |
| 合　计 | | 110 | |

考官签字:

# 浙江省住院医师规范化培训临床实践能力结业考核
# 专科技能操作评分表

(口腔内科——牙周系统检查与治疗设计)

| 考生姓名 | | 准考证号 | |
|---|---|---|---|
| 培训学科 | | 考核基地 | |
| 考核时间 | | | |

| 评分项目 | 评分要素 | 标准分 | 得分 |
|---|---|---|---|
| 操作判断 | 根据题干判断该做何种技能操作,判断正确得5分,判断错误不得分,由考官告知其正确操作项目,考生进行技能操作 | 5 | |
| 操作前准备 | 患者准备:核对患者信息(1分)。评估患者状态,明确适应证,判断是否存在禁忌证(3分)。操作中的患者配合及注意事项(2分)。协助患者摆好体位:取仰卧位(2分)。术前含漱,患者用3%过氧化氢溶液或0.12%氯己定含漱1分钟(2分) | 10 | |
| | 操作者准备:洗手、戴口罩、帽子 | 3 | |
| | 物品准备:一次性治疗盘、口镜、镊子、牙周探针等 | 2 | |
| 操作过程 | 1.口腔卫生状况:仅记录菌斑指数(PLI),用目测法加探查的方法或菌斑显示剂法均可。记分标准:silness&Loe法或Quigley-Hein法或双变数指数(有或无)均可 | 4 | |
| | 2.牙龈炎症状况:记录出血指数(BI)或探诊出血(BOP)均可 | 4 | |
| | 3.牙周探诊:改良握笔式握持探针,有口内/口外支点(4分);探诊力量要轻,约20~25g(2分);探诊时探针与牙体长轴平行,探针紧贴牙面(3分);提插方式移动探针,每颗牙探查6个位点(3分);探查牙齿邻面牙周袋时,探针要紧贴牙邻面接触点探入,并将探针向龈谷方向稍倾斜,以探测到邻面牙周袋的最深处(3分);探诊按顺序依次检查(3分) | 18 | |
| | 4.牙齿松动度的检查 | 5 | |
| | 5.根分叉病变的检查 | 5 | |
| | 6.放射学检查 | 5 | |
| | 7.其他检查:(结合考核病例) | 3 | |
| | 8.诊断与鉴别诊断 | 8 | |
| | 9.病因分析(5分)与治疗设计(8分): | 13 | |

| 评分项目 | 评分要素 | 标准分 | 得分 |
|---|---|---|---|
| 操作后处理 | 跟患者解释其病情、治疗方案及可能出现的并发症 | 5 | |
| | 污物的处理与放置 | 5 | |
| 总体评价 | 整个过程体现人文关怀(5分)<br>操作规范熟练有序,完成及时(5分) | 10 | |
| 操作后提问 | 根据患者口腔情况,考官随机提问1道相关问题 | 5 | |
| 合　计 | | 110 | |

考官签字:

# 浙江省住院医师规范化培训临床实践能力结业考核
# 专科技能操作评分表

### （口腔外科——下牙槽神经阻滞麻醉术）

| 考生姓名 | | 准考证号 | |
|---|---|---|---|
| 培训学科 | | 考核基地 | |
| 考核时间 | | | |
| 评分项目 | 评分要素 | 标准分 | 得分 |
| 操作判断 | 根据题干判断该做何种技能操作,判断正确得 5 分,判断错误不得分,由考官告知其正确操作项目,考生进行技能操作 | 5 | |
| 操作前准备 | 询问病史(重大疾病史、过敏史等) | 5 | |
| | 物品准备及麻药选择 | 5 | |
| | 按照标准手法使用洗手液和流动水洗手,戴帽子、口罩及手套 | 5 | |
| 操作过程 | 1.操作者体位(患者右前方) | 5 | |
| | 2.患者体位调节 | 5 | |
| | 3.患者大开口,下颌牙平面与地面平行 | 5 | |
| | 4.口镜拉开口角,进针点消毒 | 5 | |
| | 5.将注射器放在对侧口角,注意注射器的刻度朝向 | 5 | |
| | 6.进针点位于翼下颌韧带中点而稍偏外处 | 5 | |
| | 7.注射针高于下颌牙平面 1cm 并与之平行 | 5 | |
| | 8.进针约 2～2.5cm,到达下颌骨骨面 | 5 | |
| | 9.回抽无血 | 5 | |
| | 10.缓慢推注麻醉药 1～1.5mL | 5 | |
| | 11.在注射麻醉药同时及注射完毕后观察患者的意识状态及唇色 | 5 | |
| | 12.人文关怀 | 5 | |
| | 13.无菌概念 | 5 | |
| 操作后处理 | 检查麻醉区域及效果 | 5 | |
| | 询问患者感受 | 5 | |

| 评分项目 | 评分要素 | 标准分 | 得分 |
|---|---|---|---|
| 总体评价 | 麻醉区域及效果 | 5 | |
| | 熟练程度 | 5 | |
| 操作后提问 | 临床上下牙槽神经阻滞麻醉常出现的并发症及如何预防 | 5 | |
| 合　计 | | 110 | |

考官签字：

# 浙江省住院医师规范化培训临床实践能力结业考核
# 专科技能操作评分表

## （口腔外科——牙拔除术）

| 考生姓名 | | 准考证号 | |
|---|---|---|---|
| 培训学科 | | 考核基地 | |
| 考核时间 | | | |
| 评分项目 | 评分要素 | 标准分 | 得分 |
| 操作判断 | 根据题干判断该做何种技能操作,判断正确得 5 分,判断错误不得分,由考官告知其正确操作项目,考生进行技能操作 | 5 | |
| 操作前准备 | 询问病史(重大疾病史、过敏史等) | 5 | |
| | 物品准备:麻醉药及拔牙器械选择 | 5 | |
| | 按照标准手法使用洗手液和流动水洗手,戴帽子、口罩及手套 | 5 | |
| 操作过程 | 1.操作者体位 | 5 | |
| | 2.患者体位调节,半坐位 | 5 | |
| | 3.检查麻醉区域及效果 | 5 | |
| | 4.牙位核对 | 5 | |
| | 5.分离牙龈 | 5 | |
| | 6.拔牙器械的选择及正确握持 | 5 | |
| | 7.牙拔除时器械的正确放置 | 5 | |
| | 8.正确规范地拔除牙齿 | 5 | |
| | 9.检查拔除的牙齿及拔牙窝 | 5 | |
| | 10.拔牙窝的处理 | 5 | |
| | 11.牙拔除后牙槽骨复位 | 5 | |
| | 12.放置消毒棉球 | 5 | |
| | 13.人文关怀 | 5 | |
| 操作后处理 | 交代牙拔除后的注意事项 | 5 | |
| | 牙拔除后药物的选择使用 | 5 | |

| 评分项目 | 评分要素 | 标准分 | 得分 |
|---|---|---|---|
| 总体评价 | 无菌概念 | 5 | |
| | 熟练程度 | 5 | |
| 操作后提问 | 牙拔除术后出血的原因及处理 | 5 | |
| 合　计 | | 110 | |

考官签字：

# 浙江省住院医师规范化培训临床实践能力结业考核
# 专科技能操作评分表

## （口腔外科——颌面部十字交叉绷带包扎技术）

| 考生姓名 | | 准考证号 | |
|---|---|---|---|
| 培训学科 | | 考核基地 | |
| 考核时间 | | | |

| 评分项目 | 评分要素 | 标准分 | 得分 |
|---|---|---|---|
| 操作判断 | 根据题干判断该做何种技能操作,判断正确得 5 分,判断错误不得分,由考官告知其正确操作项目,考生进行技能操作 | 5 | |
| 操作前准备 | 与患者进行有效沟通 | 5 | |
| | 物品准备:绷带、胶布、无菌纱布、手套等 | 5 | |
| | 按照标准手法使用洗手液和流动水洗手,戴帽子、口罩及手套 | 5 | |
| 操作过程 | 1.操作者体位(患者右前方) | 5 | |
| | 2.患者体位调节(端坐体位,头与地面平行) | 5 | |
| | 3.先由额到枕部环绕两圈 | 5 | |
| | 4.反折经一侧耳前腮腺区向下 | 5 | |
| | 5.经下颌下、颏部至对侧耳后向上 | 5 | |
| | 6.经顶部向下至同侧耳后,绕下颌下及颏部至对侧耳前 | 5 | |
| | 7.再绕下颌下、颏部至对侧耳前,如此反复缠绕 | 5 | |
| | 8.最后再如前作额枕部环绕,以防止绷带滑脱 | 5 | |
| | 9.止端打结或以胶布固定 | 5 | |
| | 10.完成后做检查 | 5 | |
| | 11.人文关怀 | 5 | |
| | 12.无菌概念 | 5 | |
| | 13.熟练程度 | 5 | |
| 操作后处理 | 检查稳定性及松紧度 | 5 | |
| | 询问患者感受 | 5 | |

| 评分项目 | 评分要素 | 标准分 | 得分 |
|---|---|---|---|
| 总体评价 | 包扎质量(严密、稳定、美观、清洁、压力均匀、松紧适度) | 5 | |
| | 熟练程度 | 5 | |
| 操作后提问 | 颌面部绷带包扎的注意事项 | 5 | |
| | 合　计 | 110 | |

考官签字：

# 浙江省住院医师规范化培训临床实践能力结业考核
# 专科技能操作评分表

### （口腔外科——脓肿切开引流术）

| 考生姓名 | | 准考证号 | |
|---|---|---|---|
| 培训学科 | | 考核基地 | |
| 考核时间 | | | |
| 评分项目 | 评分要素 | 标准分 | 得分 |
| 操作判断 | 根据题干判断该做何种技能操作,判断正确得 5 分,判断错误不得分,由考官告知其正确操作项目,考生进行技能操作 | 5 | |
| 操作前准备 | 询问病史(重大疾病史、过敏史等) | 5 | |
| | 物品准备 | 5 | |
| | 按照标准手法使用洗手液和流动水洗手,戴帽子、口罩及手套 | 5 | |
| 操作过程 | 1. 切口位置的选择 | 5 | |
| | 2. 手术区的消毒 | 5 | |
| | 3. 切口位置的麻醉 | 5 | |
| | 4. 手术区的铺巾 | 5 | |
| | 5. 切口长度的把握 | 5 | |
| | 6. 切口深度的把握 | 5 | |
| | 7. 扩大创口 | 5 | |
| | 8. 冲洗创腔 | 5 | |
| | 9. 引流物的选择 | 5 | |
| | 10. 引流物的处理 | 5 | |
| | 11. 引流物的放置 | 5 | |
| | 12. 敷料包扎 | 5 | |
| | 13. 人文关怀 | 5 | |
| 操作后处理 | 交代脓肿切排后的注意事项 | 5 | |
| | 脓肿切排后药物的选择使用 | 5 | |

| 评分项目 | 评分要素 | 标准分 | 得分 |
|---|---|---|---|
| 总体评价 | 无菌概念 | 5 | |
| | 熟练程度 | 5 | |
| 操作后提问 | 简述脓肿切开引流的目的 | 5 | |
| 合　计 | | 110 | |

考官签字：

# 浙江省住院医师规范化培训临床实践能力结业考核专科技能操作评分表

（口腔修复科——活动部分：肯氏Ⅰ/Ⅱ类牙列缺损的可摘局部义齿）

| 考生姓名 | | | 准考证号 | |
|---|---|---|---|---|
| 培训学科 | | | 考核基地 | |
| 考核时间 | | | | |
| 评分项目 | 评分要素 | | 标准分 | 得分 |
| 操作判断 | 根据题干判断该做何种技能操作,判断正确得5分,判断错误不得分,由考官告知其正确操作项目,考生进行技能操作 | | 5 | |
| 操作前准备 | 调节体位与灯光 | | 3 | |
| | 六步洗手法、戴防护眼镜、口罩及手套 | | 3 | |
| | 拍摄曲面断层 X 线片 | | 3 | |
| | 爱伤观念和治疗前医患沟通 | | 3 | |
| | 就位道的设计和车针选择 | | 3 | |
| 操作过程 | 牙备 | 牙合曲线的调整 | 4 | |
| | | 导平面调整 | 4 | |
| | | 基牙倒凹调整 | 4 | |
| | | 基牙牙合支托预备（隙卡沟预备） | 4 | |
| | | 抛光 | 4 | |
| | 取模灌模 | 医患体位和医患取模前沟通 | 2 | |
| | | 托盘及印模材料的选择 | 2 | |
| | | 个别托盘的制作 | 4 | |
| | | 终印模托盘就位及肌功能修整 | 2 | |
| | | 维持稳定和印模从牙列上的脱位 | 2 | |
| | | 印模是否脱模及印模的范围 | 2 | |
| | | 印模的完整性和清晰度 | 2 | |
| | | 模型的清晰度和有无气泡 | 4 | |

| 评分项目 | | 评分要素 | 标准分 | 得分 |
|---|---|---|---|---|
| 操作过程 | 取咬合关系 | 咬合关系是否稳定 | 4 | |
| | | 垂直颌位关系是否正确 | 3 | |
| | | 水平颌位关系是否正确 | 3 | |
| | 比色 | 比色板的选择 | 2 | |
| | | 比色的准确性 | 3 | |
| | 模型设计 | 设计是否能达到良好的支持 | 2 | |
| | | 设计是否能达到良好的固位 | 2 | |
| | | 设计是否能达到良好的稳定 | 2 | |
| | | 设计是否能兼顾美观 | 2 | |
| | | 设计单填写完整性和准确性 | 2 | |
| 操作后处理 | | 复原患者体位,交代患者注意事项 | 5 | |
| | | 物品复原整理,污物的处理 | 5 | |
| 总体评价 | | 整个操作过程体现人文关怀,保护患者隐私 | 5 | |
| | | 操作规范熟练,在规定时间内完成 | 5 | |
| 操作后提问 | | 简述局部可摘义齿调节固位力的具体措施 | 5 | |
| 合　计 | | | 110 | |

考官签字：

# 浙江省住院医师规范化培训临床实践能力结业考核
# 专科技能操作评分表

(口腔修复科——固定部分:全冠/(高)嵌体)

| 考生姓名 | | | 准考证号 | |
|---|---|---|---|---|
| 培训学科 | | | 考核基地 | |
| 考核时间 | | | | |
| 评分项目 | | 评分要素 | 标准分 | 得分 |
| 操作判断 | | 根据题干判断该做何种技能操作,判断正确得5分,判断错误不得分,由考官告知其正确操作项目,考生进行技能操作 | 5 | |
| 操作前准备 | | 调节体位与灯光 | 3 | |
| | | 六步洗手法,戴防护眼镜、口罩及手套 | 3 | |
| | | 拍摄根尖 X 线片 | 3 | |
| | | 爱伤观念和治疗前医患沟通 | 3 | |
| | | 修复体的设计和车针选择 | 3 | |
| 操作过程 | 比色 | 比色板和比色环境的选择 | 3 | |
| | | 比色的准确性 | 4 | |
| | | 比色结果的记录(牙备后比色扣3分) | 3 | |
| | 牙备 | 边缘:边缘是否光滑连续,清晰,无飞边(嵌体边缘是否尽量在牙釉质范围内,金属嵌体边缘是否有小斜面) | 8 | |
| | | 形态:轴面牙合面形态完整立体否,有无倒凹(嵌体是否做洞型优化) | 8 | |
| | | 预备量:是否不足或过大 | 5 | |
| | | 聚合度:聚合度是否过小或过大,有无邻牙倒凹 | 5 | |
| | | 咬合:预备体为游离端时有否取咬合关系,咬合关系是否不稳定 | 4 | |
| | | 暂时性修复体:有无、边缘、邻接、咬合、光洁度 | 5 | |
| | 取模灌模 | 托盘及印模材料的选择 | 5 | |
| | | 医患体位和取模手法 | 5 | |
| | | 印模的清晰准确度 | 5 | |
| | | 模型的清晰度和有无气泡 | 5 | |

| 评分项目 | 评分要素 | 标准分 | 得分 |
|---|---|---|---|
| 操作后处理 | 复原患者体位,交代患者注意事项 | 5 | |
| | 物品复原整理,污物的处理 | 5 | |
| 总体评价 | 整个操作过程体现人文关怀,保护患者隐私 | 5 | |
| | 操作规范熟练,在规定时间内完成 | 5 | |
| 操作后提问 | 简述牙体预备的基本原则 | 5 | |
| 合　计 | | 110 | |

考官签字:

# 浙江省住院医师规范化培训临床实践能力
# 结业考核监考人员守则

**第一条** 监考人员必须以高度负责的精神做好考场的监督、检查工作,严格维护考核纪律、制止违纪行为,确保考试公正、顺利地进行。

**第二条** 监考人员必须参加考前培训,认真学习考试的相关政策规定,了解工作职责,熟悉工作流程。

**第三条** 监考人员必须佩带规定标志。严格遵守相关制度,做好保密工作,不迟到,不早退,不擅离职守。

**第四条** 各个考核基地每个专业学科考组至少配备 2 名监考人员,主要负责引导考生参加各站考核、收集各站考核评分表及协助考官处理考试中遇到的问题等。

**第五条** 监考人员应在考前清理各站考场,检查考场的布置情况和仪器设备等。

**第六条** 监考人员要认真监督考生应试,制止考生违反考试纪律的行为,不得隐瞒袒护。维护考场秩序,对扰乱考场秩序者应报告主考官及时处理。

**第七条** 监考人员要根据各考站的考核情况,合理引导考生去各个考站考核。

**第八条** 当一个考站全部考生考核结束后,2 名监考人员一起负责收集该考站的全部考生评分表并回收试卷及评分要求,与考官做好交接工作,核对无误后,在考官在场时密封评分表袋、试卷及评分要求。当天所有考核结束后,2 名监考人员一起将所有的考生评分表袋、试卷及评分要求送交考核基地指定的评分表专门管理部门,并做好交接工作。

**第九条** 监考人员应协助考官处理好在考核过程中遇到的问题。

**第十条** 监考人员应遵守考试工作纪律,坚守工作岗位。不得在考场内吸烟、打瞌睡、阅读书报和聊天;不得暗示考生答题;不得抄题、答题或将试卷传出考场;不得擅自提前或者拖延考试时间。

**第十一条** 监考人员玩忽职守,违反考试工作纪律的,按照相关规定处理。

# 第三节　浙大口腔结业考核工作案例

## 浙江大学医学院附属口腔医院结业考核考务手册

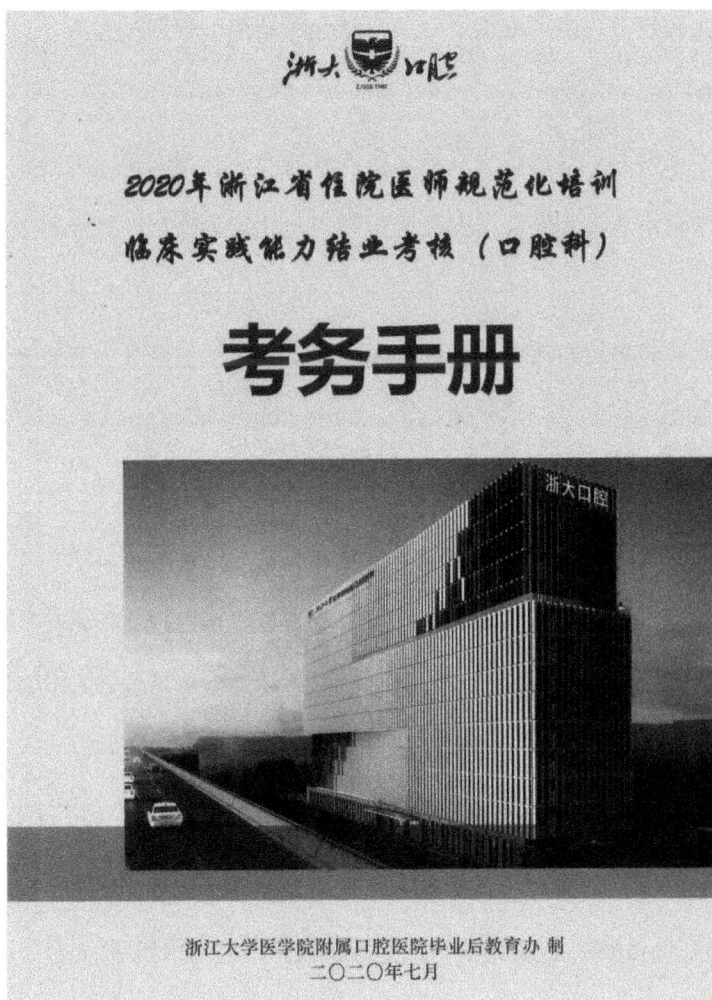

浙大 口腔

2020年浙江省住院医师规范化培训

临床实践能力结业考核（口腔科）

# 考务手册

浙江大学医学院附属口腔医院毕业后教育办 制

二〇二〇年七月

# 目　　录

# 浙江大学医学院附属口腔医院关于开展 2020 年度浙江省住院医师规范化培训临床实践能力（口腔科）结业考核的通知

各考核科室、各位老师及考生：

根据《浙江省卫生健康委办公室关于开展 2020 年度浙江省住院医师规范化培训结业考核的通知》的有关规定和要求，按照浙江省卫健委科教处《关于2020 年度浙江省住院医师规范化培训临床实践能力结业考核有关事项的通知》的工作部署，我院作为浙江省住培结业考核考核基地之一将开展 2020 年度住院医师规范化培训临床实践能力（口腔科）结业考核，现将有关事项通知如下。

## 一、考核时间

2020 年 8 月 4 日—8 月 6 日。其中，临床结果判读考站考核时间为 8 月 4日下午 14：00—16：30，采用手机考核的方式。8 月 5 日—6 日具体考核安排附后。

## 二、考核组织

根据文件要求，省卫生健康委全面统筹协调全省住院医师规范化培训临床实践能力结业考核工作；省医学学术交流管理中心具体承担临床实践能力结业考核的组织实施；各市卫生健康委（局）、有关高等医学院校负责做好辖区内临床实践能力结业考核的考务组织工作。本基地承担浙江大学各附属医院口腔科住院医师的考核和考务工作。

## 三、考核形式

为确保考核期间疫情防控工作的严密落实，考核采取 SP 病人场景模拟与虚拟仿真头模考核相结合的方式进行，取消原全真考核的形式。

## 四、考务和考官培训

根据省卫生健康委的要求，对我院参与考务、考核工作的所有考务人员、考官、志愿者进行相关培训,培训时间、地点另行通知。

请各考核科室、各位考官高度重视,认真准备,确保住院医师临床实践能力结业考核工作规范有序实施。

附件:2020 年浙江省住院医师规范化培训临床实践能力(口腔科)结业考核项目

浙江大学医学院附属口腔医院
科教科毕业后教育办
2020 年 7 月 29 日

# 2020 年浙江省住院医师规范化培训临床实践能力（口腔科）结业考核项目

| 考站名称 | | 考核内容 | 考核形式 | 考官人数 | 考核用时 | 分值 | 合格分值 | 备注 |
|---|---|---|---|---|---|---|---|---|
| 临床结果判读 | | X线、CT 或 MRI、超声、心电图、其他实验室检查 | 人机对话考试 | — | — | 100 分 | 60 分 | 全省统一手机考试 |
| 病人接诊 | 病史采集 | 病史采集、医患沟通 | 临床/模拟临床 | 2 人 | 20' | 100 分 | 80 分 | 挑选考核规定的建议选用病种，对病人/SP 进行重点问诊，并按要求检查相应部位 |
| | 体格检查 | 重点/专科体格检查 | | | | 100 分 | 80 分 | |
| 医疗文书书写 | 门诊病历 | 门诊病历 1 份 | 根据病人接诊考站的病例手写一份门诊病历 | 2 人 | 15' | 100 分 | 80 分 | 考官根据考核要求评分 |
| | 大病历 | 病历 1 份 | 从住院医师规范化培训信息管理系统中随机抽取 1 份大病历进行考核评分 | 2 人 | — | 100 分 | 80 分 | 考官根据考核要求评分 |
| 临床思维与决策 | | 根据所给的病例回答问题 | 面试 | 2 人 | 20' | 100 分 | 80 分 | 根据各学科培训标准及考试大纲中的要求，单独命题并考核，考官根据考核要求评分 |
| 基本技能操作 | 心肺复苏 | 心肺复苏术 | 临床/模拟临床 | 2 人 | 10' | 100 分 | 80 分 | 心肺复苏术或气管插管术，按各 50%的概率抽取，进行考核，考官根据考核要求评分 |
| | 气管插管 | 气管插管术 | 临床/模拟临床 | 2 人 | 10' | 100 分 | 80 分 | |
| 专科技能操作 | | 根据案例判断进行技能操作 | 临床/模拟临床 | 2 人 | 30'/项 | 110 分 | 80 分 | 根据专科技能操作项目目录，单独命题并考核，考官根据考核要求评分 |

# 浙江省住院医师规范化培训临床实践能力结业考核
# 考场规则

1.应考者凭有效身份证(军官证)和准考证进入考场,入场后接受监考人员和考官的核对。如发现冒名顶替者,取消其考试资格,并在一定范围内通报。

2.应考者进入考场只携带必需的文具和应考相关用品等。

3.应考者迟到15分钟不得入场,离场后不得再进场续考。离场后,不要在考场附近逗留。

4.应考者不得在试卷以外的纸张或任何电子工具上记录与考试内容有关的信息。

5.应考者必须严格遵守考场纪律,不准互相交谈、递条,不准吸烟。

6.关闭手机及其他电子通信产品,若在考试中查看手机或其他电子通信产品者,一律按作弊处理。

7.若有违反纪律和舞弊者,视情节轻重分别给予警告、勒令退场取消考试资格等处理,通知应考者所在单位,并在一定范围内通报。

8.除本试场应考者,监考及有关工作人员外,其他人员一律不得进入考场。


(本规则应张贴在各试区的入口处,在开考前由监考人员向应考者宣读)

编号：　年　　号

# 安全保密责任书

甲方：浙江大学医学院附属口腔医院

乙方：

　　住院医师规范培训是医学生毕业后教育的重要组成部分，对于培训临床高层次医师，提高医疗质量极为重要。考试材料属机密级国家秘密。为确保住院医师规范化培训结业考试安全，进一步明确和落实工作责任，甲乙双方特签订本安全保密责任书。

　　1.乙方严格遵守国家保密法律、法规以及《国家医学统一考试安全保密工作管理办法》等规定，严守国家秘密，接受保密教育，履行保密义务。

　　2.乙方不违规记录、存储、复制、留存、传播考试涉密材料或信息，严格按照规定要求销毁考试涉密材料。

　　3.乙方不以任何方式披露或泄露所接触和知悉的考试涉密材料。如有违反保密法律、法规的行为发生，乙方承担全部法律责任。本安全保密责任书一式贰份，双方各执壹份。本安全保密责任书自双方签字之日起生效。

甲方：浙江大学医学院　　　　　　　乙方：
　　　附属口腔医院

　　年　　月　　日　　　　　　　　　年　　月　　日

# 浙江大学医学院附属口腔医院考点临床实践
# 技能考核日程安排一览表

| 序号 | 考核时间 | 考核基地名称 | 考核人数 | 考核内容 | 考场地址 |
|---|---|---|---|---|---|
| 1 | 8月4日下午14:00—14:30 | 浙江大学医学院附属口腔医院 | 79 | 1.临床结果判读 2.病人接诊医疗文书书写专科技能操作 3.临床思维与决策基本技能操作 | 浙江大学华家池校区卡特楼201、202教室 |
| 2 | 8月5日上午08:00—12:00 | | 40 | | 浙江大学华家池校区卡特楼临床技能中心 |
| 3 | 8月5日下午13:30—17:30 | | 39 | | |
| 4 | 8月6日上午08:00—12:00 | | 79 | | |

备注:考核期间,考官、考生及工作人员必须全程佩戴口罩,做好考场、考具的及时消毒,切实落实疫情防控工作。

# 浙江大学医学院附属口腔医院考点住院医师规范化培训临床实践能力考核流程

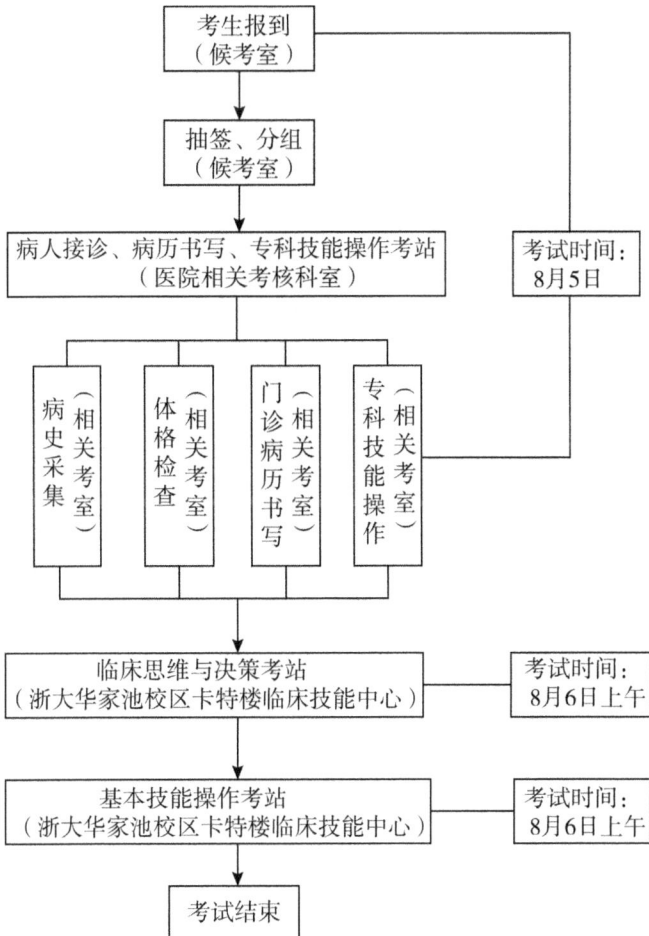

```
┌─────────────┐
│  考生报到   │────────────────────────────────┐
│ （候考室）  │                                │
└──────┬──────┘                                │
       │                                        │
┌──────┴──────┐                                │
│ 抽签、分组  │                                │
│ （候考室）  │                                │
└──────┬──────┘                                │
       │                                        │
┌──────┴──────────────────────┐    ┌───────────┴────┐
│ 病人接诊、病历书写、专科技能操作考站 │    │  考试时间：    │
│   （医院相关考核科室）        │    │   8月5日       │
└──────┬──────────────────────┘    └────────────────┘
```

| 病史采集 （相关考室） | 体格检查 （相关考室） | 门诊病历书写 （相关考室） | 专科技能操作 （相关考室） |
| --- | --- | --- | --- |

```
┌─────────────────────────────────┐    ┌───────────────┐
│        临床思维与决策考站         │    │  考试时间：   │
│ （浙大华家池校区卡特楼临床技能中心） │    │  8月6日上午   │
└──────────────┬──────────────────┘    └───────────────┘
               │
┌──────────────┴──────────────────┐    ┌───────────────┐
│        基本技能操作考站           │    │  考试时间：   │
│ （浙大华家池校区卡特楼临床技能中心） │    │  8月6日上午   │
└──────────────┬──────────────────┘    └───────────────┘
               │
      ┌────────┴────────┐
      │    考试结束      │
      └─────────────────┘
```

## 浙江大学医学院附属口腔医院考点临床实践能力
## 结业考核考务人员及考务工作安排

| 序 号 | 姓名 | 所属科室 | 联系方式 | 责任范围 |
|---|---|---|---|---|
| 1 | XXX | 科教科 | XXX | 考务统筹 |
| 2 | XXX | 科教科 | XXX | 考官、考生管理 |
| 3 | XXX | 科教科 | XXX | 成绩管理 |
| 5 | XXX | 科教科 | XXX | 器械设备 |
| 6 | XXX | 相关临床科室 | XXX | 考场协调 |

注:考务办公室设在医院科教科、浙大华家池校区卡特楼。

## 临床实践能力结业考核成绩管理要求

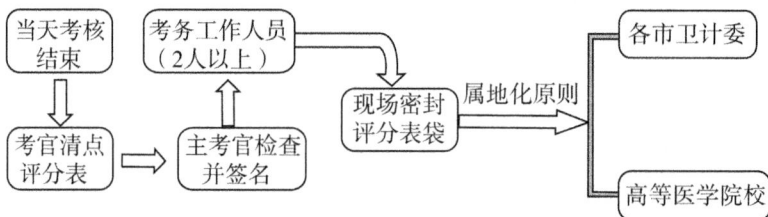

注:

1.每个考生的评分结果,必须按考站顺序装订成一册,装入考核资料回收袋密封;规定时间内送交至所属卫计委或高等医学院校进行成绩录入。

2.在规定时间内完成成绩录入,考核资料回收袋由各市卫计委、高等医学院校留存归档。

## 浙江省住院医师规范化培训临床实践能力
## 结业考核实施情况汇总表

| 考核基地 | | 考核学科 | |
|---|---|---|---|
| 应考人数 | | 实考人数 | |
| 缺考人数 | | 违纪人数 | |
| 考核情况 | | | |
| 缺考人员姓名及准考证号 | | | |
| 违纪人员姓名及准考证号 | | | |
| 违纪违规事实（须详细记录） | | | |
| 总考官、主考官签名 | | | |
| 备注 | | | |

注：此表一式两份，一份随考核评分表送至所在市卫生计生委或高等医学院校，另一份送至省卫生计生委。

151

# 浙江省住院医师规范化培训临床实践能力
# 结业考核实施内容反馈表

| 考核基地 | | 考核学科 | |
|---|---|---|---|
| 执考考站 | | 执考时间 | |
| 试题情况 | | | |
| 考站时间<br>设置情况 | | | |
| 考站流转情况 | | | |
| 其他情况 | | | |
| 主考官、考官<br>签名 | | | |
| 备注 | | | |

注：此表一式两份，一份随考核评分表送至所在市卫生计生委或高等医学院校，另一份送至省卫生计生委。

# 浙江省住院医师规范化培训临床实践能力
## 结业考核考站考生流转表(口腔科)

| 考生姓名 | | 准考证号 | |
|---|---|---|---|
| 培训学科 | | 培训基地 | |
| 考核基地 | | 考核时间 | |

| 考站名称 | | 考官签名 |
|---|---|---|
| 病人接诊、体格检查 | | |
| 医疗文书书写 | 门诊病历书写 | |
| | 大病历 | |
| 临床思维与决策 | | |
| 临床技能操作 | 基本技能操作 | 基本技能操作名称<br>心肺复苏术(　　)　　　　气管插管术(　　) |
| | | 考官签名: |
| | 专科技能操作 | 技能一: |
| | | 技能二: |

　　"大病历"考站:考生完成"病人接诊""门诊病历书写""临床思维决策"和"临床技能操作"考站后,将此表交回给考核基地工作人员,由考核基地工作人员核查考生的"病历资料"是否提交,签字确认后收回此流转表。

## 浙江大学医学院附属口腔医院考点
## 考试突发事件应急预案

### 一、总则

1.为保障考试工作提顺利进行,及时预防和有效处理考试过程中的突发事件,结合我院的实际情况,特制定本预案。

2.本预案的制定坚持以下几个原则:

发现问题,即时上报;统一指挥,系统联动;分级负责,属地管理;快速反应,有效控制;重在预防,依法处置。

3.本预案适用于自然因素或由人为因素引起的试题泄密、贩卖试题或蓄意破坏考试秩序、影响考试公平,破坏正常考试秩序、社会稳定等事故、事件和灾害。

### 二、组织指挥体系及职责

1.考试突发事件应急领导小组:

组　　长:谢志坚

副组长:樊立洁

成　　员:华晨晨,各考核科室主任、秘书。

2.突发事件应急领导小组的分工:

组　　长:亲临现场,听取汇报,作出指示。

副组长:协助主要领导提出建议、决策。

组　　员:协助做好事件上报、情况通报和事件处理工作。根据领导指示,做好上情下达及有关协调工作。参与重大事件的调查研究和处理工作,争取相关部门的协作配合。

应急领导小组主要职责:启动本预案,初步判断事件等级,根据各方面情况,作出初步决策,向上级行政部门报告有关情况,根据上级指示,协调各有关部门行动。

应急领导小组下设办公室,其主要职责:第一时间上报事件情况,包括事件原因、事件性质、波及范围、目前的基本处理措施、对事件等级的初步判断;落实应急领导小组进行工作部署;做好善后处理工作。办公室设在科教科,由科教科科长负责,负责汇集并报告各方面情况,提出处理意见,并根据上级指示部署开展工作。

### 三、预警和预防机制

1.考试安全事件应急工作要完善安全规章制度,网络责任制度,坚持早发现、早报告、早处置的方针。要及时发现和掌握本考点存在的"苗头性"问题,包括学生考前、考中、考后的心理状况,如有重要情况须采取有效措施进行处置并及时上报。

2.考试安全事件信息要按照分级负责、逐级上报的要求报送。考点得到事件信息要及时向科教科报送。同时,要迅速启动相应预案,先行到达考点开展应急工作,防止事态进一步扩大。

3.考试安全事件应急工作接警处警中心设在科教科。科教科对考点考试安全事件统一接警。

4.如发生自然灾害等不可预见重大突发事件以及暴发传染病疫情等事件时,应急领导小组根据实际情况做出全院停考或延期考试的决定,或者其他处理方案。

(1)在考试过程中发生自然灾害,考点应妥善疏散、安置考生,配合地方政府帮助考生解决食、宿、交通问题,将自然灾害的损失降至最低。

(2)在考试过程中暴发传染病,考点应配合地方政府和卫生防疫部门的工作,进行考点隔离、人员隔离或者采取地方政府和卫生防疫部门要求的其他措施,防止疫情扩散。

5.由于自然灾害、交通事故或故障、考试组织和管理或其他原因,导致试卷不能按时运抵考点,科教科相关负责人应及时向考生说明情况、安抚考生情绪。

6.由于自然灾害、交通事故或故障、考试组织和管理以及其他原因,导致考生无法按时到达考点,不能正常进行考试。应急领导小组根据不同情况决定:考试正常进行,未能正常考试的考生参加下次考试。

7.发生考前试题试卷泄密事件时,各相关部门应立即采取措施,保护现场,接受调查处理。同时向科教科报告,再由科教科及时向应急领导小组报告,并协助调查。

### 四、应急响应

基本应急程序

(1)一旦发现考试安全事件征兆或发生考试安全事件时,知情人要立即向科教科报告有关情况。

(2)各级各类考试安全事件接到信息后,要立即报送科教科。科教科在迅速查明情况后,提出建议意见报告应急领导小组。应急领导小组召集紧急会议研究决定启动应急预案。应急领导小组成员要赶赴现场,成立现场指挥部,指挥、协调应急行动。

(3)应急预案启动后,事态仍继续扩大,难以控制时,请求上级主管部门启动重大考试安全事件应急预案。

## 五、后期处置

1. 一旦发生考试试卷泄密,应急预案工作组将及时对造成考卷失密的人员进行入围,防止与泄密有关的信息散布,尽可能地将波及范围和损失控制在最小范围内,确保考试的顺利进行。

2. 学校要坚持开展"诚信考试"教育,提高学生的公平竞争意识。

3. 在开展重大考试安全事件应急工作的同时,由应急领导小组决定依法组成事故调查组,依据有关法律法规进行事件调查,写出书面报告,提出对有关责任人的处理意见,按程序报批处理。制定明确的奖惩制度,对突发事件接警处警、信息报送、应急决策、应急指挥和应急响应等各个环节上,有关人员的立功和过失行为分别给予奖惩。

## 六、保障措施

1. 通信与信息保障。应急领导小组有关人员要建立备份和紧急保障措施,确保通信顺畅。学校要根据实际情况建立突发事件信息报告员制度,收集突发事件信息并即时上报。收集和上报各类突发事件。

2. 治安保障。重大考试安全事件发生后,公安机关应迅速加强对重点场所、重点人群的保护,严厉打击各种破坏活动,做好调查取证工作。

# 浙江大学医学院附属口腔医院考点
# 临床实践能力考核院感防控预案

为做好结业考核临床实践能力考核期间的新型冠状病毒感染预防与控制工作,保障考核期间的医疗安全和医疗质量,根据医院新冠防控工作总体部署,按照《2020年浙江省住院医师规范化培训结业考核疫情防控工作指导意见》(以下简称《意见》)《浙江大学医学院附属口腔医院新型冠状病毒感染预防与控制方案(第三版)》具体要求,制定浙江省住培结业考核临床实践能力浙大口腔考点院感防控预案。

## 一、考生报到、候考

所有考生凭准考证、身份证、健康承诺书,亮码测温后进入考区,在指定地点进行身份核验、签到及候考。候考期间不得随意出入候考室,更不能在考场区域及附近逗留。

## 二、考生防护

1. 考生自行携带一次性手套、口罩、帽子、面罩参加考试。

2. 强调标准预防,规范手卫生。①工作期间不得戴手镯(链)、手表、戒指等物品。② 严格落实"两前三后"手卫生原则。两前:接触患者前,进行无菌操作前。三后:接触患者后,体液暴露后,接触患者周围环境后。③污染的手不得接触干净物品。④ 脱下防护用品及工作服后,应进行手卫生。⑤非清洁的手不得接触口鼻眼等。

3. 根据实际操作的情况选择(见表1)。

4. 正确使用常用防护用品。

5. 考生在离开诊室操作区域之前正确脱下隔离衣、面罩、手套、鞋套,进行手卫生后再离开,禁止穿戴以上防护用品离开考试区域。

表 1　考生防护

| 适用场景 | 穿戴个人防护用品（PPE） | | | | | | | |
|---|---|---|---|---|---|---|---|---|
| | 一次性工作帽 | 一次性外科口罩 | 医用防护口罩 | 面罩/眼罩 | 工作服 | 隔离衣 | 一次性乳胶手套 | 一次性鞋套 |
| 诊疗不使用高速涡轮机 | √ | √ | | √ | √ | √ | √ | —— |
| 诊疗使用高速涡轮机 | √ | √ | √ | √ | √ | √ | √ | √ |

6.考试期间发生职业暴露问题，按照以下流程处理：

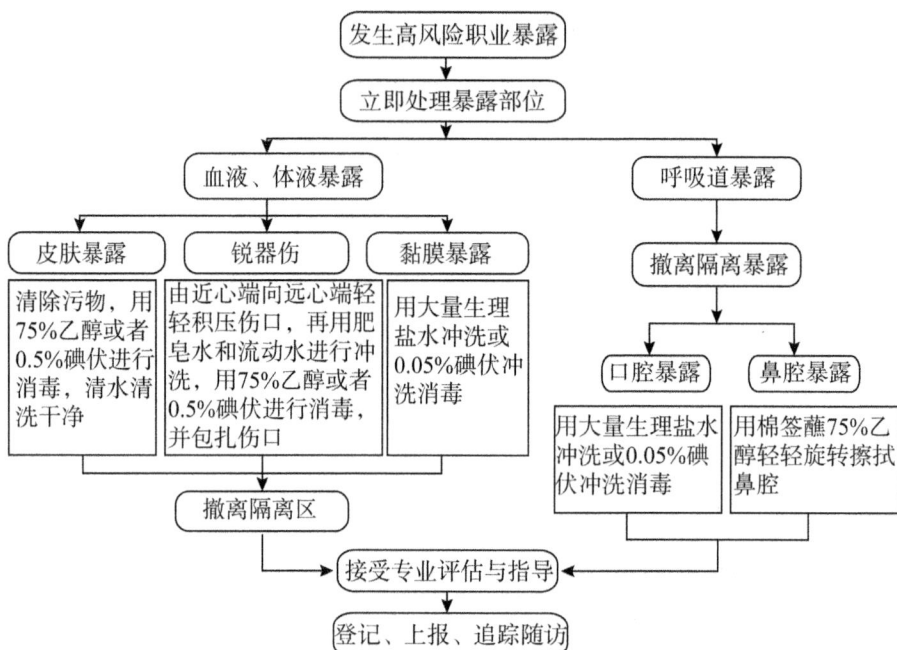

7.考生应严格按照考试基地相关要求进行考核，按要求规范使用器械，进行物品表面消毒等，不得擅自处理医疗废物，如经发现按医院规定进行处理并通报其所在培训基地。

## 三、其他事项

1.根据《意见》要求，所有考生、考官、标准化病人（SP）、考务人员均向省卫生健康委科教处进行报备，并签订《健康承诺书》，一经发现有异常的人员及时在考前进行更换及二次报备工作。

2.所有 SP 病人根据医院安排统一做好考前 7 天内核酸检测并上报科教科毕教办备案。

3.除已经报备确定的人员外,其余人员一律不得进入考场及考核相关区域。

4.其余具体要求参见《意见》(见图 1～图 5)。

# 浙江省卫生健康委员会

## 关于 2020 年住院医师规范化培训结业考核疫情防控工作的指导意见

各市卫生健康委，省级医疗卫生健康单位，有关高等院校：

为保障今年我省住院医师规范化培训结业考核顺利进行，切实做好考核期间新冠肺炎疫情（以下简称"疫情"）防控工作，结合当前新常态下的疫情防控要求和住院医师规范化培训结业考核工作实际，特制定以下指导意见。

### 一、工作目标

全面贯彻落实国家、省有关疫情防控的要求，针对全省住院医师规范化培训结业考核制定周密详实的防控方案，采取切实手段保障防护措施落实到位，最大程度消除疫情隐患，确保考生及参与考核工作人员"零感染"，确保全省住院医师规范化培训结业考核工作安全有序开展。

### 二、具体措施

全省住院医师规范化培训结业考核包括临床实践能力考核和结业理论考核。结业考核期间的疫情防控工作主要分人员管理、场地管理、现场管理和后勤管理四部分。

### （一）人员管理

### 1.考核前

图 1 《意见》第一页

（1）所有考生、考官、标准化病人（SP）、考务人员等均实行"报备制"。考核基地将人员名单报所在考点备案，考点将所辖地区人员名单报省卫生健康委科教处备案。

（2）各考点、考核基地要根据考生人数和全省考核时间的要求，合理安排考核时间，做好考核场次安排，及时通知到考生，不同场次间考生错峰入场，避免人员成规模聚集。

（3）各考点要提前通知考生，如14天内有国内中高风险及国外旅居史的，须提供考前7天内核酸检测阴性证明。按照省疫情防控办需要可及时调整防控要求。

（4）对考官、考务人员、SP病人进行严格把关，14天内有国内中高风险及国外旅居史的人员不安排参与考核工作。SP病人须由考核基地提供核酸检测证明。

（5）其他工作人员，包括医疗、公卫、安保、后勤保障等，要求同上。

**2.考核期间**

（1）除已经报备确定的人员外，其余人员原则上不能进入考场及考核相关区域。

（2）考生、考官、SP、考务人员、巡考人员等进入考场实行"亮码+测体温+戴口罩"管控措施。

（3）对于现场检查发现"绿码"，体温37.3℃以上的考生，安排至留置观察区进行体温复测，体温持续高于37.3℃的须行核酸检测，核酸检测结果阴性者，经考点、考核基地疫情防控专家组综合评估排除的，临床实践能力结业

图2　《意见》第二页

考核安排到最后考核，结业理论考核安排在单独的考室考核。

（4）考生和其他参加考核工作的人员属于新冠肺炎确诊病例、疑似病例、无症状感染者及其密切接触者，或病例处于出院后的隔离医学观察期、无症状感染者处于解除隔离后的医学观察随访期、入境后集中隔离医学观察期等情况的，不得参加考试和考务工作。

**（二）场地管理**

1. 考核场地安排要求宽敞，保持良好通风；使用中央空调的，必须符合《关于印发新冠肺炎流行期间办公场所和公共场所空调通风系统运行管理指南》（肺炎机制综发〔2020〕50号）的要求。

2. 座位布置规整有序，保持间距不少于1米。

3. 考核区域、工作区域按要求布局，做到相互不干扰，减少人员交叉，最大程度避免人员聚集。

4. 考核前后按要求做好消毒工作，确保考核时考场清洁安全。

5. 每个考点、考核基地均要安排一间相对独立的房间作为留置观察区，另外在结业理论考核时每个考点设置发热隔离考场，每个考点要安排足够的备用考室（含发热隔离考室）数量1-3个，每间设5个考位。

**（三）现场管理**

图3 《意见》第三页

1.各考点、考核基地要成立结业考核疫情防控领导小组，组建疫情防控专家组。各地卫生健康部门委派专业人员指导各考点落实环境、物表等预防性消毒，考核期间全程蹲点现场指导，指导做好异常人员处置。

2.每间考室外放置免洗手消毒液，要求考生自备一次性外科口罩、乳胶手套，临床实践能力结业考核还需自备清洁的无标识白大褂及一次性帽子、面屏（限口腔科、耳鼻咽喉科考生）。

3.在考场内的所有参与考核工作人员必须全程佩戴一次性外科口罩。

4.尽可能减少考点入口，原则上每个考点开放一个入口，考点入口安排人员进行体温监测，如有人员出现体温异常，立即安排留置观察。

5.考核过程中，需接触粘膜等的检查和操作，如心肺复苏术操作中的吹气步骤，由考生口述代替操作。

（四）后勤管理

1.考核基地各功能区除考核必须使用物品以外，还需备足一次性外科口罩等疫情防控物资，口腔科、耳鼻咽喉科考核基地还需准备一定数量的面屏。休息室、洗手间配备足量的洗手液、擦手纸、免洗手消毒剂等。

2.增加考生休息室的数量，降低人员密度，避免考生聚集。

图4　《意见》第四页

3.考核期间在避免人群聚集的原则下合理规划就餐安排，确保人员取餐和就餐间隔1米以上。要尽可能采取单独包装、直接配送、独自食用的形式进行分散就餐。

**三、联系人及联系方式**

联系单位：浙江省卫生健康委科教处

联系人：刘怡　联系电话：0571-87709062

联系单位：浙江省医疗服务管理评价中心

联系人：俞美英　联系电话：0571-87567876

　　　　江玲、张阳　联系电话：0571-87567841

附件：1.2020年浙江省住院医师规范化培训结业考核考
　　　生健康承诺书
　　　2.2020年浙江省住院医师规范化培训结业考核考
　　　生应试须知

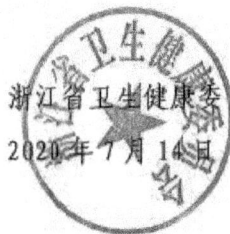

浙江省卫生健康委
2020年7月14日

图 5　《意见》第五页

**附件 1**

# 2020 年浙江省住院医师规范化培训结业考核
# 考生健康承诺书

姓　　名：　　　　　　性　　别：

准考证号：　　　　　　培训基地：

身份证号：　　　　　　有效手机号码：

本人考前 14 日内是否有以下情况：

1. 出现发热、干咳、乏力、鼻塞、流涕、咽痛、腹泻等症状。　　　　□是 □否

2. 属于新冠肺炎确诊病例、无症状感染者。　　　　□是 □否

3. 在居住地有被隔离或曾被隔离且未做核酸检测。　　　　□是 □否

4. 从省外中高风险地区入浙或返浙。　　　　□是 □否

5. 从境外(含港澳台)入浙或返浙。　　　　□是 □否

6. 与新冠肺炎确诊病例、疑似病例或已发现无症状感染者有接触史。

　　　　□是 □否

7. 与来自境外(含港澳台)、国内中高风险地区人员有接触史。

　　　　□是 □否

8. 共同居住家庭成员中是否有上述 1 至 7 的情况。　　　　□是 □否

备注:如出现上述任一项情况者,须提供考前 7 天内核酸检测阴性证明。

本人承诺:我将如实逐项填报健康承诺,如因隐瞒或虚假填报引起检疫传染病传播或者有传播严重危险而影响公共安全的后果,本人将承担相应的法律责任,自愿接受《中华人民共和国刑法》《治安管理处罚法》《传染病防治法》和《关于依法惩治妨害新型冠状病毒感染肺炎疫情防控违法犯罪的意见》等法律法规的处罚和制裁。

本人签名：　　　　　　　　　　　　填写日期：

**附件 2**

# 2020 年浙江省住院医师规范化培训结业考核
# 考生应试须知

## 一、考前准备

1.考前应自觉减少外出,保持身体健康,注意安全和个人防护,合理安排食宿,避免人员聚集。

2.考生入场时须戴口罩,出示身份证、准考证、健康码,提供健康承诺书,经测体温正常后方可入场。

3.考生须如实填写健康承诺书,如有隐瞒相关信息的,将追究相关责任。如出现健康承诺书中任一项情况者,须提供考前 7 天内核酸检测阴性证明。

4.考生应自备足量的一次性外科口罩、乳胶手套、帽子,清洁无标识白大褂,面屏(限口腔科、耳鼻咽喉科考生)、签字笔。

## 二、临床实践能力结业考核

1.考生按照准考证上的考核要求,具体考核时间以考核基地通知为准,服从考核基地安排有序进入考场,避免和无关人员交叉。

2.候考区、考站候考时,考生间隔就坐,保证一米以上距离。

3.考生在整个考核期间全程佩戴一次性外科口罩、乳胶手套,口腔科、耳鼻咽喉科考生在有气溶胶产生的操作中还需佩戴面屏。

4.考核完毕,尽快有序离开考场,避免聚集。

## 三、结业理论考核

1.所有考生从专用考试通道进出机考考场,避免和无关人员交叉。

2.考生在整个考核期间全程佩戴一次性外科口罩、乳胶手套。

3.考核完毕,尽快有序离开考场,避免聚集。